社区卫生服务健康教育系列丛书

传染病预防小手册

主　编　傅家康

副主编　何玉芳　陈雪萍　丁宏健

主　审　蔡一华　施世锋

参编人员(按姓氏笔画为序)

丁宏健　丁雪梅　王　静

陈雪萍　戚富琴

浙江大学出版社

《社区卫生服务健康教育丛书》编委会

总 顾 问 李兰娟

顾　　问 翁卫军　傅力群　邬丽娜　郭　清
　　　　　 朱钟毅　韩建中　孙建勇　杨国琴

名誉主编 叶　真　陈卫强　余仲民

主　　编 傅家康　陈先荣

副 主 编 冯镇湘　王洪蛟　杨　琳　蔡延平
　　　　　 陈雪萍　何玉芳　陈秉初　孟建征
　　　　　 张正浩

编　　委(按姓氏笔画为序)
　　　　　 王洪蛟　冯镇湘　吕承红　何玉芳
　　　　　 张正浩　张丽萍　陈先荣　陈秉初
　　　　　 陈雪萍　孟建征　杨　琳　章冬瑛
　　　　　 傅家康　蒋国平　蒋琼萍　蔡延平

总序

　　杭州市下城区是我省开展社区卫生服务比较早,取得社会成就比较显著的社区之一。2004年获得了浙江省社区卫生服务示范区的光荣称号。取得成绩的原因,首先归结于下城区政府对于社区卫生服务的积极领导和务实工作。在创建"全国社区卫生服务示范区"的工作中,下城区政府及有关职能部门又认真对照创建工作的要求,不断加大创建力度,推出社区卫生服务新举措。其中以下城区区委书记为顾问,下城区卫生局和科技局组织编写的《社区卫生服务健康教育系列丛书》的出版,就是面向社区群众,普及社区卫生服务相关医学卫生知识,推进社区卫生服务健康教育的一大举措。

　　"丛书"共有十个分册,围绕社区卫生服务的六大功能,编写了约1500个健康问题,近百万字,既有反映国内疾病医疗和保健方面的新知识,也有基层疾病控制方面的成功经验,内容非常丰富。"丛书"为社区卫生服务人员和广大群众提供了查找医疗卫生保健知识的方便。"丛书"的编写得到地方政府的极大关注和相关职能部门的支持,由有关专家和社区卫生服务第一线的医护卫生人员共同完成编写是其一大特色。全套丛书完稿后又请省内专家作了最后审定。

"丛书"的出版对下城区创建"全国社区卫生服务示范区",提高社区卫生服务健康教育水平有着非常积极的意义。期待着下城区卫生系统的领导和广大医务卫生工作人员,在区政府的积极领导下,在创建和深化"全国社区卫生服务示范区"的工作中不断总结经验,取得新的、更大的成绩。

李冬娟

2005 年 6 月 28 日

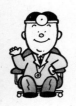

序

　　在深入开展保持共产党员先进性教育活动中,欣闻《社区卫生服务健康教育系列丛书》一套十册,经过编著者的辛勤劳动,今已正式出版,谨在此表示热烈的祝贺!

　　党的十六大明确了全面建设小康社会的奋斗目标和提高全民族的思想道德素质、科学文化素质和身体健康素质的要求。杭州市下城区在保持经济快速增长的同时,在建立适应新形势要求的卫生服务体系和医疗保健体系、提高城乡居民的医疗保健水平方面做了一些工作,并得到了中央和省、市领导的肯定与鼓励。2004年底获得了"浙江省社区卫生服务示范区"的光荣称号。在创建"全国社区卫生服务示范区"的工作中,我们也看到,社区群众的科学文化素质还有待提高,自我保健意识亟须加强,社区卫生服务"六位一体"的功能发挥还不够充分,社区的健康教育和健康促进工作还任重道远。积极深化和完善社区卫生服务是我们为民谋利、为民服务的实事之一。《社区卫生服务健康教育系列丛书》的出版

　　非常及时, 将有利于提高人民群众整体的健康水平, 并为争创"全国社区卫生服务示范区"添砖加瓦。

萧卫军

2005 年 6 月 15 日

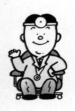

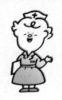

序

　　人的健康素质的提高与道德素质、文化素质的提高同样重要，维护健康既是经济发展的主要目的,也是促进经济发展的可靠保障。千百年来,人们一直在为促进健康、延年益寿而努力,同危害健康的各种因素作斗争。近年来,更有人提出了"奔小康,要健康"的口号。我们欣喜地看到,在党和政府的领导下,城市社区卫生服务在预防、保健、医疗、康复、计划生育技术指导和健康教育工作等六个方面都有了长足的进步,群众的健康素质正不断提高。

　　但是,我们也应清醒地看到,人们对健康和疾病的认识还存在一些误区或者盲区,部分居民群众当中还不同程度地存在一些不正确的认识和不健康的行为。这就需要我们加强宣传教育,进一步提高广大群众的健康意识和健康知识水平。健康教育正是达到这一目标的有效方法和手段。健康教育是"通过信息传播和行为干预,帮助群众掌握卫生保健知识,树立健康观念,自愿采纳有利于健康行为和生活方式的教育活动与过程。其目的是消除或减轻影响健康的因素,预防疾病,促进健康和提高生活质量"。健康教育任重而道远。为此,我们组织有关专家和服务于社区卫生第一线的医务人员、健康教育人员和卫生行政管理干部,选择了传染病预防、妇女保健、儿童保健、老年保健、慢性病保健、家庭护理、营养、心理、康复与健身和应急救护等十个专题,以问答形式编写了这套《社区卫生服务健康教育系列丛书》,供社区居民、社区工作者、辖区单位工作人员和外来务工人员了解医学保健知识之用,也可作为社区卫生服务人员健康教育的参考资料。

由于编者的学识水平不一,以及健康教育的经验不足,不当之处在所难免,离群众的需求也会有一定距离,欢迎读者和有关专家批评指正。

杭州市下城区科技局为本书的出版提供了经费资助,谨在此表示感谢。让我们在政府各有关部门和社会各界的重视与支持下,以人为本,为进一步营造社区健康环境、提高居民健康素质而共同努力。

傅家谦

2005 年 6 月

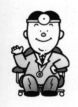

前　言

　　近年来，突发重大传染病疫情带来的巨大经济损失和负面影响引起了各级政府的高度重视。一些经典的传染病如结核、霍乱和性病的死灰复燃和新发现的重大传染病如艾滋病、传染性非典型性肺炎和禽流感等的出现加速了传染病控制和公共卫生体系的发展和完善。

　　依法控制传染病需要动员广大群众积极参与。普及传染病的流行和控制知识是帮助群众积极参与的必要措施。我们在与非典斗争的过程中也深刻体会到动员群众和社区早期处理突发公共卫生事件应急机制的重要。为此，我们组织编写了与突发公共卫生事件社区应急处理、传染病预防、传染病控制密切相关的问题152题，供社区居民预防和控制突发公共卫生事件和传染病时之参考。疏漏不当之处在所难免，欢迎读者和专家批评指正。

编　者

2005 年 6 月

目录

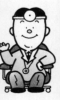

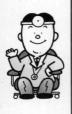

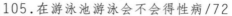

目录

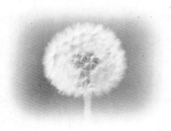

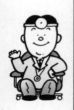

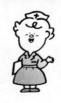

第一部分 传染病和突发公共卫生事件 预防知识

1.什么是传染性疾病,国内外传染病的发病趋势怎么样

　　传染病是由病原体引起并能在人与人之间相互传染并可形成流行的疾病。可引起人类传染病的病原体约有500多种,包括病原微生物(朊病毒、病毒、立克次体、衣原体、支原体、细菌、螺旋体等)和寄生虫(原虫、蠕虫等)。

　　随着抗生素的出现, 很多细菌性传染病得到了有效的控制, 但一些病毒性传染病目前尚缺乏有效的治疗措施,如乙型肝炎、艾滋病等。艾滋病已在全球快速传播,还有一些新发现的传染病正在不断发生, 如近年出现的传染性非典型肺炎(非典)、人感染高致病性禽流感等。预防和控制传染病的任务还十分艰巨。

　　据世界卫生组织统计,全球新传染病近几年有增多趋势,平均每年约有1种新传染病出现。目前,国外新发传染病尚未流入我国的主要有疯牛病、埃博拉出血热、汉坦病毒肺综合征及猴痘等。面对这些传染病, 人们一般没有免疫力,一时还找不出有效的预防、治疗和控制办法。这些新发传染病,或传染性强、或传播速度快、或病死率高,因此必须加强国境检疫和国内防疫措施,严防新发传染病危害我国。

2.什么是突发公共卫生事件

突发公共卫生事件是指突然发生,造成或者可能造成社会公众健康严重损害的重大传染病疫情、群体性不明原因疾病、重大食物和职业中毒以及其他严重损害公众健康的事件。如传染病暴发(或暴发的可能)造成(或可能造成)社会公众健康的严重损害就是典型的突发公共卫生事件。通常以某一种传染病在一定的区域范围内,在该病的最长潜伏期中发生大批病人或发生烈性传染病,如发生鼠疫1例、霍乱首例或暴发、发生肺炭疽首例或连续2例都称为突发公共卫生事件。

3.在社区如何应对突发公共卫生事件

在总结抗击非典的经验中,人们切身感受到了传染病暴发对社会公众造成的巨大危害。由此,国家制定了"突发公共卫生事件应急条例"。这是国家对突发公共卫生事件应急处理的范本。在社区如何实施公共卫生事件的应急处理,各地都在探索中。杭州市下城区公共卫生事件社区综合报告网络建设是在基层政府和职能部门领导下社区应对公共卫生突发事件管理的一种创新尝试,是立足社区对专业疾病预防控制等体系疫情报告网络的重要补充。实施以来,在抗击非典和防治禽流感等突发事件中,起到了及时追踪传染源,控制疾病传播的前哨作用。

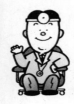

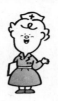

4.我国法定传染疾病有哪些,如何进行管理

　　2004 年 12 月 1 日正式施行的《中华人民共和国传染病防治法》规定,法定传染病分为甲、乙、丙三类。甲类传染病:鼠疫、霍乱。乙类传染病:传染性非典型肺炎、艾滋病、病毒性肝炎、脊髓灰质炎、人感染高致病性禽流感、麻疹、流行性出血热、狂犬病、流行性乙型脑炎、登革热、炭疽、细菌性和阿米巴性痢疾、肺结核、伤寒和副伤寒、流行性脑脊髓膜炎、百日咳、白喉、新生儿破伤风、猩红热、布鲁氏菌病、淋病、梅毒、钩端螺旋体病、血吸虫病、疟疾。丙类传染病:流行性感冒、流行性腮腺炎、风疹、急性出血性结膜炎、麻风病、流行性和地方性斑疹伤寒、黑热病、包虫病、丝虫病,除霍乱、细菌性阿米巴性痢疾、伤寒和副伤寒以外的感染性腹泻病。

　　甲类传染病实行强制管理;乙类传染病要求严格管理,对其中传染性非典型肺炎、炭疽和人感染高致病性禽流感按甲类传染病管理;丙类传染病需要监测管理。任何人发现传染病病人或疑似传染病病人时, 均应及时向疾病预防控制机构报告, 疾病预防控制机构则应按不同种类的传染病采取必要的预防、控制等措施,管理好传染源。

5.什么是传染源

　　体内有病原体生长、繁殖并排出体外的人和动物称为传染源。传染源不断排出病原体,病原体再经过一定的途径,传染给其他人或动物,这些人和动物就可能成为新的传染源。传染源可以是病人,也可以是没有任何临床症状的"正常人"(隐性感染或病原携带者);可以是患病的动物,也可以是没有症状的动物(病原携带动物)。

6.何谓病原携带者

病原携带者是指自身没有疾病的表现,但体内有病原体生长繁殖并排出的人或动物。由于没有症状,常不被重视,易引起传染病的传播、流行,在许多传染病中成为重要的传染源,如伤寒、痢疾、霍乱、白喉、流行性脑脊髓膜炎、乙型肝炎等都可能存在相应的病原携带者。

7.什么是疫源地

传染源及其排出的病原体向周围传播所能播散到的地区称为疫源地。不同传染病的疫源地范围不同,即使同一种传染病,在不同的条件下,疫源地的范围也不一样。

8.什么是疫点、疫区

疫源地根据范围大小分为疫点和疫区。疫点是指单个传染源构成的疫源地或两个以上传染源在空间上相互重叠构成的疫源地;疫区则由许多传染源在空间上相互联接的疫源地,范围较大。

9.什么是传染病的传播途径

病原体从传染源体内排出后到达另一个易感者体内的途径称为传播途径。传播途径由外界环境中的多种因素所组成,可以是某种单一的因素,也可以是多种因素组合的复杂传播途径。不同的传染病有不同的传播途径,有的传染病有多个传播途径。

10.常见的传播途径有哪些

常见的传播途径有以下几种。

(1)经空气(呼吸道)传播。传染源在说话、咳嗽、打喷嚏时,将含有病原体的黏液、飞沫排到空气、尘埃中,被易感者吸入体内而引起疾病,主要见于以呼吸道为入侵门户的传染病,如麻疹、白喉、百日咳等。

(2)经水、食物或苍蝇传播。又称粪—口途径,见于肠道传染病。人们可因摄入被污染的水源、食物引起肠道传染病,如霍乱、甲肝、伤寒(副伤寒)、细菌性痢疾和某些寄生虫病等。

(3)经媒介昆虫叮咬传播。如蚊子、恙螨等作为中间媒介传播疾病。蚊子可传播疟疾、流行性乙型脑炎,恙螨可传播恙虫病。

(4)血液及其制品(医源性)传播。有些病原体可通过使用不洁的血和血制品传播,也可通过消毒不严的注射器、输液器或针刺过程引起传染,如乙型和丙型病毒性肝炎、艾滋病等。

(5)经土壤(皮肤)传播。一些病原体(如虫卵或芽孢)在土壤生存,当人接触被污染的土壤时,这些病原体就进入人体,引起传染病,如钩虫病、破伤风。血吸虫病、钩端螺旋体病可通过皮肤接触病原体污染的水(疫水)而传播。

(6)母婴传播。又称垂直传播。孕妇感染了某种传染病,其病原体可经胎盘、产道等途径传给胎儿,使胎儿受到感染,如风疹、乙型病毒性肝炎、艾滋病等。

(7)接触传播。可分直接接触传播和间接接触传播。人与传染源直接接触,可引起传染病,如不洁的性交可传播性病和艾滋病。人也可以通过间接接触肠道传染病或呼吸道传染病病人的排泄物、污染的家用物品而感染,如甲型病毒性肝炎、流行性感冒等。

多数传染病只有一种传播途径,有些传染病可以有多种传播途径,如艾滋病既可以通过输入受污染的血液感染,也可以通过不洁性交传播。

11.何谓呼吸道传染病,有何特点

带有病原体的飞沫、鼻咽分泌物经讲话、咳嗽、喷嚏等方式扩散到空气中,易感者通过呼吸吸入这些病原体而患的传染病一般称为呼吸道传染病,如流行性感冒、百日咳、肺结核、麻疹、白喉等。其特点有:①传播途径容易

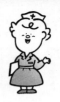

实现,蔓延速度非常快,可沿交通干线迅速蔓延;②冬春季多见,发病以儿童为主;③感染后常可获得较持久的免疫力,如麻疹、水痘、流行性腮腺炎等,但流行性感冒因病毒变异快,病后缺乏交叉免疫力;④多数可通过接种相应的疫苗来预防。

12.何谓消化道传染病,有何特点

消化道传染病一般是指病原体随人体粪便排出体外,直接或间接地污染食物或水源,再经口进入体内而引起的传染病。这一传播途径因此被称为"粪—口"途径。其特点有:气温较高的夏秋季节易发;病人有饮同一水源史或吃某种被污染食物的病史。把住进"口"关,注意食具、餐具消毒及食物、饮用水的管理,降低苍蝇密度和养成饭前便后洗手的良好卫生习惯可有效预防这类传染病的发生或流行。因此,做好"三管一灭"(饮食、饮水、粪便管理和灭苍蝇、蟑螂)是预防消化道传染病的主要措施。

13.什么是传染病的易感人群

易感人群是指对某一传染病缺乏特异性免疫力,容易受感染而患某一传染病的人群。人群中易感者多,传染病就容易发生流行。人患过某些传染病后,可以获得相应传染病的较持久的免疫力(医学上称特异性免疫力),终身不再患此病,如患过麻疹后终身不会再患麻疹,那么得过麻疹的人就不是麻疹的易感者；但有些传染病人体病后免疫力不持久或较弱，人体可反复多次得病，如痢疾、流行性感冒等。

14.传染病是怎样流行的

传染源排出病原体，病原体通过一定的传播途径到达易感者体内，使易感者感染病原体，患上传染病而成为新的传染源。这种传染病在人群中发生、发展的过程就是传染病的流行过程。传染源、传播途径、易感人群是传染病流行过程的三个环节，控制或切断其中一个环节，传染病的流行就可终止。因此，预防传染病流行主要就是针对这三个环节。根据各种传染病的流行特点，有针对性地采取管理传染源、切断传播途径和保护易感人群来预防传染病的流行。

15.如何预防和控制传染病的流行

预防和控制传染病流行主要通过以下三个环节。

（1）管理传染源。对传染病病人应早发现、早诊断、早隔离治疗，防止传染病病人排出的病原体向外扩散；对传染病的接触者，应根据传染病病种的不同采取不同的措施，如对非典的接触者则采取严格的隔离检疫，如是流感接触者则采取一般的医学观察，而不需要隔离；对病原体携带者则应通过一定的方法及时发现，对一些特殊的职业如饮食行业、幼托机构等应采取定期体检，发现有病原体

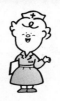

携带者则应予以治疗或调离工作岗位；对动物传染源视情况予以治疗或将其杀灭。

（2）切断传播途径。保护水源，加强饮用水和食品的卫生管理，加强个人卫生和粪便管理，消灭苍蝇、蟑螂，可以有效地预防消化道传染病；保持室内空气流通，冬、春季节特别是呼吸道传染病流行的时候少去公共场所，可以减少感染呼吸道传染病的机会；实行健康的生活方式，不卖淫嫖娼，不吸毒，加强血液血制品使用的管理等，可以有效地预防性病和艾滋病；消灭蚊子、老鼠、跳蚤等传播媒介和宿主动物，可以有效地预防相关的自然疫源性传染病的发生。

（3）保护易感人群。传染病流行时，不是所有接触过传染源的人都会发病，这是由于人的非特异性免疫和特异性免疫高低所致。因此，提高易感人群的免疫力是预防传染病的重要措施。首先，应保持健康的、有规律的生活，加强体育锻炼，平衡膳食，保持良好的心态，以提高机体抗病能力（非特异性免疫力）；重要的是，不少传染病已经可以通过预防接种来提高机体特异性的免疫力，如接种麻疹疫苗使机体产生抗麻疹病毒的抗体，从而起到预防麻疹的作用。另外，一些机体抵抗力特别低下者，则应避免接触传染源，少去公共场所，外出戴口罩等，做好自我保护工作。

16.何谓传染期,何谓隔离

传染源排出病原体的整个时期称为传染期，在传染期内都具有传染性。隔离是指把传染源与健康人和非该传染病人分开,安置在指定地方,进行集中治疗和护理,以防传染病扩散的方法。不同的传染病,传染期有长有短,传染期是决定病人隔离时间长短的依据。

17.常见传染病病人应隔离多长时间

常见传染病病人隔离时间见下表:

病名	隔离期限	病名	隔离期限
流行性感冒	隔离到退热后2天	麻疹	隔离到疹出齐后5天
水痘	到皮疹全部脱痂为止,不少于发病后2周	流行性腮腺炎	隔离到临床症状消失
病毒性肝炎	甲型肝炎自发病之日起不少于30天(如病情未好转,则继续隔离);乙型肝炎隔离到临床痊愈	小儿麻痹症(脊髓灰质炎)	不少于发病后40天
百日咳	发病后40天	猩红热	有效治疗后6天
伤寒	体温正常后15天或症状消失,大便间隔2~3天1次,大便培养2次阴性	细菌性痢疾	症状消失后1周,或3次粪便培养阴性
霍乱	症状消失停药后3天或症状消失后大便培养连续2次阴性	阿米巴痢疾	症状消失,大便连续3次找不到病原体

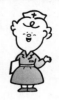

18.何谓传染病的接触者,接触者一定会得病吗

传染病接触者是指某传染病的传染期中接触传染源后到这个传染病发病的最长潜伏期内的人。例如甲肝的传染期在症状出现的第 19 天到症状出现后的 30 天,那么接触甲肝病人的易感者在接触传染期甲肝病人后, 都是甲肝的接触者。各个传染病的传播途径不同,对接触的理解亦有区别,如麻疹、流行性腮腺炎、水痘是呼吸道传染病,虽然和病人没有身体上的接触或没有相互谈话等,只要共处一室,也是接触者;乙型肝炎、艾滋病是血液、体液途径传播的传染病,一般的社交性接触如交谈、握手等不会构成传播,以及病人隔离后,工作人员都是做到有效的防护,也就不是该病的接触者。接触者可分为:一般接触者和密切接触者。

接触者有可能感染该传染病的病原体而在最长潜伏期内发病,也可能是隐性感染而不发病,也可能没有感染该传染病的病原体而不发病。

19.对接触者如何处理

根据传染病的传染性及其危害情况对传染病的接触者进行不同方法的处理:①对甲类传染病及乙类传染病的传染性非典型肺炎、人感染高致病性禽流感的密切接触者实行隔离观察,即接触者要生活在指定的地点,暂时与周围人群隔离,每天测体温或进行必要的检测,必要时进行适当的药物预防,过了该病的最长潜伏期后没有发病或经检测发现未感染该病的则解除隔离。隔离观察也可以说是限制活动的医学观察。②对甲类传染病及传染性非典型肺炎、人感染高致病性禽流感、肺炎疽的一般接触者和乙类传染病的密切接触者实行医学观察。接触者不隔离,可以照常生活工作或适当限制活动范围,但在该病的最长潜伏期内每天进行检查,以便及早发现传染病的早期症状。③对发病潜伏期较长的接触者,如被可疑狂犬咬伤作伤口应急处理并注射狂犬疫苗,此即接触者应急接种。接触者在观察期间,应接受管理、注意劳逸结合,生活有规律,保证充足的睡眠,避免疲劳,多饮水,均衡饮食,以此来增强自身的抗病能力,避免发病,必要时使用药物预防。

20.何谓消毒,为什么要进行消毒

消毒是指用物理(煮沸、光照、微波等)、化学(消毒剂浸泡、擦拭、喷雾、熏蒸等)或生物的方法去除或杀灭环境中的致病微生物,使其达到无害程度的过程。

正确的消毒是预防传染病流行的重要方法,如碗、筷及其他食具的煮沸或微波消毒等, 可以有效地预防消化道传染病的流行;对空气进行紫外线或其他消毒方法消毒,可以减少呼吸道传染病流行的机会;理发的刀具、美容如文身文眉用具、牙科用具的有效消毒可以预防艾滋病、乙型肝炎的传播。此外,对被传染源排出的含有病原体的分泌物、排泄物污染的物品、场所进行及时的消毒,可有效控制传染病的流行。

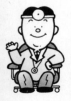

21.不同传播途径的传染病消毒的重点是什么

(1)经空气传播的传染病消毒的重点主要在两个方面：①病人的口鼻分泌物（痰液、鼻涕等）集中于蜡纸盒内焚烧；②室内空气用紫外线灯照射或用 0.2%~0.5%过氧乙酸溶液喷雾消毒，每天 1 次。

(2)经水源、食物传播的传染病：①设置防蝇设备，做到无蟑螂、无鼠；②病人的食具、便器应各自专用并严格消毒（如漂白粉液浸泡、煮沸或微波消毒）；③剩余的食物煮沸 30 分钟后方可倒掉；④粪、尿用漂白粉消毒（干粪 5 份加漂白粉 1 份搅拌，放置 2 小时；尿液 100 毫升加漂白粉 1 克，放置 1 小时）。

(3)经接触传播的传染病：①手或皮肤有破损者应避免接触此类病人；②凡病人接触过的一切物品，如被单、衣物、换药器械等均应先经消毒处理，再进行清洁，然后按要求进行处理。

(4)经媒介昆虫和节肢动物传播的传染病：主要做好灭蚊、灭虱、灭蟑螂等工作。如乙脑流行区的灭蚊措施。

(5)经血液、体液及血制品传播的传染病：被血液或体液污染的物品，应消毒处理。如衣被可煮沸或用消毒液浸泡消毒；被污染的室内表面物品，可用 0.2%过氧乙酸溶液擦拭消毒；病人用过的注射器应先浸泡消毒然后再作处理；病人的剃须刀、牙刷不得互用。

(6)性传播疾病：做好病人的内衣、内裤消毒和便器的消毒工作。

22.为什么要洗手,什么时候要洗手,如何洗手

人们常说:"病从口入。"其实,在病从口入的过程中,双手行使着不可缺少的拿取接送功能。不论是洁净的手拿取被污染的食品,还是被污染的手拿取洁净的食品,病菌都是经过手传送进口中,因此,也可以说是"病经手入"。一般说来,一只手上大约附着有 40 多万个细菌,如果不洗手或手洗不干净,病菌就会通过手的各种动作传入人体,影响人的身体健康,甚至导致疾病的发生。

什么时候要洗手呢?具体包括:饭前饭后;便前便后;吃药之前;接触过血液、泪液、鼻涕、痰液和唾液之后;做完清洁工作之后;接触钱币之后;接触别人之后;在室外玩耍沾染了脏东西之后;户外运动、做作业、购物之后;抱孩子之前。尤其是接触过被污染的物品,更要经过消毒和反复清洗。

洗手方法:大多数人每次洗手时间平常不足 8 秒,在如此短的时间内是很难有效清除手上细菌的。那么,怎样洗手才能保证双手的清洁呢?

①打开水龙头后,用流动的水冲洗手部,使手腕、手掌和手指充分浸湿;②打上肥皂或洗涤液,均匀涂抹,搓出泡沫,让手掌、手背、手指、指缝等都沾满泡沫;③然后反复搓洗手掌、手背、每个手指、指缝及腕部,搓擦 30 秒钟;④最后用流动的水冲洗干净,用清水冲洗时应双手下垂,指尖向下,以免脏水污染手和前臂;⑤手洗净后,一定要用个人专用毛巾、手绢或一次性消毒纸巾擦干双手,并勤换毛巾,否则,会造成二次污染。

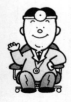

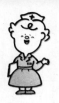

23.出差、旅游应采取什么卫生措施

旅途中保持身体健康的首要问题就是时刻注意饮食卫生,防止"病从口入"。旅行中的饮食卫生,主要有以下几个方面。

(1)注意饮水卫生。一般来说,生水是不能饮用的,旅途饮水以开水和消毒净化过的自来水为最理想,其次是山泉和深井水,江、河、塘、湖水千万不能生饮。无合格水可饮时,可用瓜果代水。

(2)瓜果一定要洗净去皮吃。瓜果除了受农药污染外,在采摘与销售过程中也会受到病菌或寄生虫的污染。

(3)慎重对待每一餐,饥不择食要不得。高中档的饮食店一般可放心去吃,大排档可有选择地吃,摊位或沿街摆卖(推车卖)的不要去吃。

(4)学会鉴别饮食店卫生是否合格。合格的一般标准应是:有卫生许可证,有清洁的水源,有消毒设备,食品原料新鲜,无蚊蝇,有防尘设备,周围环境干净,收款人员不接触食品,且钱票与食品保持相当距离。

(5)在车船或飞机上要节制饮食。乘行时,由于没有运动条件,食物的消化过程延长、速度减慢,如果不节制饮食,必然增加胃肠的负担,引起肠胃不适。

(6)随身携带一些常用的感冒药、腹泻药、防暑药和外伤药。

(7)老年人旅行前都应体检,征得医生同意方可前往。然后再根据各自的身体状况和病情,选定旅游点,安排旅行日程,能远则远,不能远则近,不要勉强。出发后要及时向随团保健医生介绍病情,独自或结伴旅行时,要有人陪同照顾。

24.为什么有些传染病愈后不会再次得同一种病

有些传染病如天花、麻疹患过一次后,人一生中一般不会第二次患此病。这是由于患天花或麻疹后,人体产生了抗天花或抗麻疹病毒的抗体等免疫物质, 如果病毒再次入侵,这些免疫物质就能杀死入侵的病毒,预防人体患此病。天花、麻疹病毒的抗原性较稳定,免疫性强,人体对它的免疫记忆长期地存在,所以,一生中不再第二次患此病。

有些传染病人体患病后,获得的免疫力较弱,或者病原体容易变异等原因,人体可以再次患某种传染病,前者如一些寄生虫病,后者如流感等。

25.预防接种起什么作用

预防接种是传染病预防中保护易感人群的重要措施之一,主要作用是提高机体特异性的免疫力,保护易感人群,预防某些传染病的发生。如口服小儿麻痹糖丸,可使小儿获得抵抗"小儿麻痹症"(脊髓灰质炎)的抵抗力,预防"小儿麻痹症"的发病。

26.预防接种能预防所有的传染病吗

通过接种"牛痘苗"成功预防天花,使天花在全世界消失,是通过预防接种来预防传染病的一个典范。但目前还不是所有的传染病都有相应的疫苗,有些疫苗的效果也没有像天花疫苗一样好,因此,预防接种还不能预防所有的传染病。

27.目前哪些传染病有相应的疫苗

目前一些常见传染病的相应疫苗见下表。

传染病名称	相应的疫苗名称
麻疹	麻疹减毒活疫苗
小儿麻痹症(脊髓灰质炎)	小儿麻痹症糖丸(脊髓灰质炎糖丸活疫苗)
甲型肝炎	甲型肝炎灭活疫苗、甲型肝炎减毒活疫苗
乙型肝炎	乙型肝炎疫苗
流行性乙型脑炎	流行性乙型脑炎疫苗
狂犬病	人用狂犬病疫苗(地鼠肾组织培养人用疫苗)
结核病	卡介苗
百日咳、白喉和破伤风	百白破混合制剂(百日咳菌苗、白喉和破伤风的类毒素)
伤寒、副伤寒甲、乙	伤寒、副伤寒甲乙三联菌苗
白喉	吸附精制白喉类毒素
水痘	水痘菌苗
流行性感冒	流感疫苗
流行性脑脊髓膜炎(流脑)	流脑菌苗

CHUANRANBING YUFANG XIAOSHOUCE

28.常见疫苗接种的时间是什么时候

疫苗接种的时间,应从实际出发,根据传染病流行的特点,制定合理的免疫程序,严格按照程序实施接种,提高接种率,才能充分发挥疫苗的效果,使人群达到和维持较高的免疫水平,有效地控制相应传染病的流行。

常见疫苗接种时间见下表。

接种时间	疫　　苗
出生时	卡介苗,乙型肝炎疫苗1
1个月	乙型肝炎疫苗2
2个月	三价脊髓灰质炎疫苗1
3个月	三价脊髓灰质炎疫苗2,百白破1
4个月	三价脊髓灰质炎疫苗3,百白破2
5个月	百白破3
6个月	乙型肝炎疫苗3
8个月	麻疹疫苗
1.5~2岁	百白破4
4岁	三价脊髓灰质炎疫苗4
7岁	卡介苗,麻疹疫苗,白喉破伤风二联疫苗
12岁	卡介苗(农村)

注:疫苗后数字为注射的次数

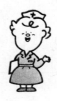

29.疫苗种类有哪些

上述用来接种到人体，使人体产生抵抗传染病的特异性免疫力的制剂称为疫苗。疫苗可分为以下几类：①灭活疫苗。包括细菌或病毒的灭活疫苗以及类毒素，这类疫苗经化学或物理方法灭活细菌或病毒或立克次体。类毒素是细菌的外毒素经过脱毒提纯处理后制成，使之完全丧失致病力，但仍保存其抗原性，能促使机体产生相应的免疫力。②减毒活疫苗。此类疫苗是将传染病的病原体在人工孵育的条件下，促使其极大程度地降低致病能力，但仍保存一定的毒力、抗原性和生长繁殖能力，接种人体后使人体产生感染而获得免疫力，但无明显的临床症状或无症状，如麻疹减毒活疫苗。③亚单位疫苗。这类疫苗是以生物化学或物理的方法提取病原体中有效的特异性抗原成分而制成的，其本身不含完整的病毒或细菌。④基因工程疫苗。此类疫苗是利用生物工程技术，将特异性抗原的基因转载于另外的载体中进行增殖表达而提取的，如乙型肝炎酵母重组疫苗即是将乙型肝炎病毒的表面抗原基因转载于酵母菌中，使酵母菌增殖，表达产生乙型肝炎表面抗原成分，然后再提取制成的。⑤合成疫苗。用人工的方法合成特异的抗原，目前还在研究中，尚未应用于人体中。

第一部分　传染病和突发公共卫生事件预防知识

30.活疫苗、死疫苗有何区别

活疫苗接种人体后,在人体内生长繁殖,形成轻微的感染,但无明显的临床症状或仅有轻微的症状,一般只需接种一次,剂量较小,注射后副反应轻或无,免疫效果优于死疫苗,免疫力维持较持久。但活疫苗的缺点是保存期较短,必须冷藏保存,只有维持其活力才有效。

死疫苗的优点是易于保存,一般为4℃下1年左右;缺点是接种次数较多,剂量较大,注射局部和全身反应较重。为减少接种手续,常将不同种类的死疫苗适当混合组成联合疫苗,如伤寒和副伤寒甲、乙三联疫苗。

31.疫苗接种时要注意哪些问题

(1)患有发热性疾病暂缓接种,患一些器质性疾病者遵医嘱进行。

(2)卡介苗只能皮内注射,严禁注射到皮下或肌肉内,因为其为减毒的活疫苗,还保留有较弱的致病性,深部注射可能会导致结核杆菌感染症状。

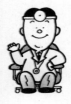

(3)小儿麻痹糖丸用凉开水送服咽下,严禁用热水送服或用热水溶解糖丸,因为此疫苗是活的疫苗,热水可使其死亡而失效。

(4)麻疹疫苗注射后,不要用酒精棉球按压或涂擦注射部位,因为麻疹疫苗是活疫苗,酒精棉球按压时酒精可渗入,因疫苗被杀死而失效。

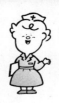

（5）不能在同一部位接种两种疫苗。

（6）避免空腹接种疫苗，接种时放松心身。

（7）接种疫苗后要注意休息，避免疲劳，多饮水。

32. 哪些人不宜或暂时不宜接种疫苗

预防接种并不是对所有的人都适宜，若有下列情况应禁忌或暂缓接种。

有急性传染病接触史而未过检疫期者，活动性肺结核、较重的心脏病、风湿病、高血压、肝肾疾病、慢性病急性发作者，有哮喘及过敏史者，或有严重的化脓性皮肤病者不宜接种疫苗；有免疫缺陷者不宜接种疫苗；患有发热性疾病，正在接受免疫抑制剂治疗者暂不宜接种；腹泻者，不宜服用小儿麻痹糖丸；最近注射过多价的免疫球蛋白者，在6周内不应接种麻疹疫苗。

33.接种疫苗可能会出现哪些反应

疫苗对人体来说是一种外来的刺激，活疫苗接种后实际上是一种轻微的感染，死疫苗对人体是一种异物刺激，因此，预防接种后会有不同程度的全身或局部的反应。

（1）全身反应。部分人接种后可出现发热，伴疲倦、全身不适、恶心、呕吐、腹痛、腹泻等，此类反应不重，一般可以不作特殊处理,注意休息,多饮水即可。如症状重或高热不退,应去医院就医。

(2)局部反应。疫苗注射后,局部皮肤可出现红、肿、热、痛等反应,一般持续 2~3 天。如接种活疫苗后,局部反应出现时间较晚,持续的时间亦较长。局部反应一般不作特殊处理,可抬高患肢并用干净的毛巾热敷,重者遵医嘱作对症处理。

(3)特殊反应。绝少数人由于体质特殊,可能发生过敏性休克,也可能因过于紧张、空腹接种等原因引起晕针。因此,接种后不要马上离开,应观察 15~20 分钟后再离开,过去有过敏史的尤其要注意,同时避免引起晕针的一些因素。

34.如何增强机体的免疫力

机体的免疫力分为特异性免疫力和非特异性免疫力。通过预防接种或者患传染病后机体获得的针对该传染病的免疫力即是特异性免疫力;机体固有的对病原体的抵抗力,如机体皮肤的屏障作用、酸性胃液的杀菌作用、血液白细胞的吞噬作用等是机体的非特异性免疫力。预防传染病,自身的免疫力是基础。传染病流行时,你的免疫力直接关系到你是否得病或得病后的病情轻重和预后等。要提高机体的免疫力,就要做到:①按计划和需要接种各种疫苗。②积极参加合适的、适量的体育锻炼。③

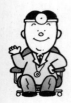

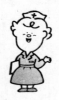

生活有规律,保证足够的睡眠。④平时多饮水。⑤多食新鲜的蔬菜和水果,均衡饮食,满足机体的营养素需要。⑥保持良好的心态和健康的情绪。

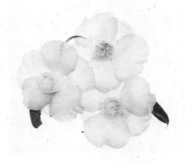

第二部分　常见和经典传染病的知识与预防

35.流行性感冒是怎样传播的

流行性感冒(流感)是由流行性感冒病毒引起的急性呼吸道传染病。流感病毒主要通过病人讲话、咳嗽时随飞沫扩散到空气中而引起传播,传染性极强。流感病毒容易发生变异,机体对此缺乏免疫力,已多次引起世界范围的大流行,是危及人类健康的常见传染病。流感与普通感冒不同,鼻塞流涕等上呼吸道症状较轻,而表现为高热、全身不适等全身中毒症状为主,体质差者易并发气管炎、肺炎等并发症。

36.流感与普通感冒有何区别

流感与普通感冒主要区别如下。

(1)病原体不同。流感是流行性感冒病毒引起的;而引起普通感冒的病原体很多,如鼻病毒、副流感病毒、呼吸道合胞病毒、埃可病毒、柯萨奇病毒等等。

(2)起病方式不同。全身和呼吸道局部的抵抗力下降

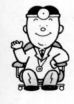

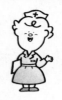

是两病发病的诱因，但流感主要是在流感流行时流感病毒入侵人体而引发，而普通感冒则由于受凉、淋雨、过度疲劳等诱因使原已寄生在上呼吸道或由外界侵入的病毒或细菌大量繁殖所引起。

(3)临床症状不同。普通感冒症状主要是以呼吸道局部症状为主，如打喷嚏、鼻塞、流清水样鼻涕，2~3天鼻涕变稠，如继发细菌感染则可变为脓性鼻涕，可伴有咽痛、干咳等，一般无发热和全身症状，或仅有轻微的全身不适、低热、头痛等。典型流感则表现为畏寒高热、显著乏力、全身肌肉酸痛、头痛，重者可致流感病毒性肺炎，病人出现剧咳、血性痰、呼吸急促、发绀，可因呼吸循环衰竭而危及生命，但流感病人的鼻塞、流涕等呼吸道局部症状可不明显或无。

37.流感病人如何治疗

流感是病毒性疾病，目前尚没有特效的抗病毒药物，治疗主要以一般的对症治疗为主。

(1)休息。患流感后，机体免疫力下降，发热亦使机体消耗增加，病人需要卧床休息，以促进疾病的恢复，预防气管炎、肺炎等并发症的发生。

(2)多饮水。多饮水，使尿量增加，有利于机体代谢产物及毒素的排泄，促进恢复，同时有利于发热病人的体温散发，有利于降温。经常饮水也有利于保持口腔、咽部的清洁，预防口腔、咽部的继发感染。

(3)易消化清淡饮食。流感病人因高热或本身肠道症状使病人食欲下降,消化吸收能力降低,因此宜给流质或半流质饮食,如稀饭、面条、果汁等,多增加一些新鲜的蔬菜和水果,避免油炸、刺激性食物。

(4)对症治疗。高热头痛,遵医嘱服用解热镇痛药,咳嗽者服用止咳化痰药,继发细菌感染者使用合适的抗生素等。

(5)中药治疗。有些中药有一定的抗病毒效果,可遵医嘱适当服用。

38.家庭如何护理流感病人

(1)做好家庭隔离。流感是呼吸道传染病,在潜伏期末即发病前期就具有传染性。家人共同生活,相互交谈,共同呼吸室内空气,要完全预防家庭成员的相互传播确实不容易,但做好家庭隔离可减少传播的机会。

家庭隔离方法。病人最好独居一室,通往客厅的门关闭,开窗通风,避免受凉,老人和小孩勿进入病人房内,护理病人戴口罩,接触病人后洗手,病人入厕或进入客厅戴口罩;室内空气可用食醋与水按1:2比例配好后加热熏蒸消毒,每日1~2次;病人的手帕、衣被予曝晒或煮沸消毒,病人餐具专用,用后煮沸消毒。

(2)做好发热护理。病人高热时,可冷敷头部,温水擦浴,病人寒战时注意保温,遵医嘱服用退热药物。不应强求立即将体温降到正常,因为发热是人体的防护性反应,适度的发热有利于提高代谢水平、增强吞噬细胞的吞噬能力,提高机体抵抗外来病原体的能力。当然过高的体温则起到相反的作用,甚至可危及生命。如体温在38℃左右,仅注意多饮水,可给果汁或中药抗病毒的药饮,给清淡易消化的流质或半流质饮食即可,不需要服用退热药;如体温超过39℃,则应及时进行物理降温或遵医嘱服用退热药;如体温超过40℃,则应在服用退热药的同时及时就医。

(3)其他护理。病人头痛、全身不适,可按摩太阳穴或行全身按摩,放松肌肉,减轻不适,症状重者遵医嘱服用解热镇痛药如阿司匹林等。出汗较多者,要及时更换衣被,并擦干汗液,避免受凉。

39.如何预防流感

(1)接种流感疫苗。这是预防和控制流感的最有效的方法。可根据流感流行时的病毒型别,接种相应的疫苗,使机体产生特异性抵抗流感病毒的免疫力,从而预防流感。

(2)增强机体抵抗力。流感流行时,虽然流感病毒侵入人体,但如果机体抵抗力强,则仅出现轻微的症状。因此,平时应加强体育锻炼,注意营养和劳逸结合,增强体质;同时注意随天气变化增减衣服,以免受凉而引起呼吸道抵抗力的下降。

(3)预防传染。流行期间不去人员集中的公共场所,少参与大型集会及集体文娱活动；探视流感病人要戴口罩，儿童、老人避免探视流感病人。

（4）尽早隔离病人。应早期发现病人，及时隔离治疗，特别是学校、办公室等场所，发现流感病人，应及时让其离开集体场所，住院或在家庭隔离治疗，尽量防止疾病扩散。

40.哪些人需要注射流感疫苗

除有禁忌证以外，大多数人都可接种流感疫苗，最需要接种流感疫苗的人群有：一是流感的高危人群——65岁以上的老人和患有慢性疾病的人群；二是学龄前儿童及在校的大、中、小学生；三是免疫力低下者；四是医护人员、公众服务人员和机关、企事业单位的人员。

41.流感疫苗如何接种

冬、春季节是流感流行的好发季节，流行季节前期，9~11月是接种流感疫苗的最佳时期。

流感病毒的最大特点之一是抗原性易发生变异，虽然人体因患了流感或通过接种流感疫苗获得了对此型流感病毒的免疫力，但由于病毒变异，人体对变异后的流感病毒没有免疫力，以后仍然可能再患流感。针对流感病毒的变异特性，每年世界卫生组织和国家流感监测中心都会对流感进行监测，推测出每年流感的型别，针对预测的流感病毒的不同型别,确定每年流感疫苗的配方。因此,流感疫苗需要每年接种。

(1)流感灭活疫苗。接种对象主要是老年人、婴幼儿、孕妇、慢性病病人等。接种方法为第一次接种需注射两次,间隔6~8周,成人每次1毫升皮下注射,在秋季进行,以后每年秋季再加强免疫一次。

(2)流感减毒活疫苗。接种对象主要为健康成人与少年儿童;面临大流行时,在城市及其近郊人群,除有禁忌者外,进行全面接种;面临中小流行时,只在重点人群中使用,如交通运输、海港、民航、保育、炊事、服务行业和医务防疫人员等。接种方法:用鼻腔喷雾法,双侧鼻腔各0.25毫升。

42.流脑是如何传播的

流行性脑脊髓膜炎简称流脑,是由脑膜炎双球菌引起的化脓性脑膜炎。脑膜炎双球菌隐藏于患者或带菌者的鼻咽分泌物中,主要借咳嗽、打喷嚏、说话等由飞沫直接从空气传播,进入呼吸道而引起感染,本病隐性感染率高,带菌者作为传染源的意义重大。脑膜炎双球菌在体外抵抗力极弱,经日常用品、玩具等间接传播的机会极少。对于婴幼儿,通过怀抱、喂乳、接吻、密切接触均有传播的可能。流脑在任何年龄均可发病,6个月至14岁发病率最高,成人发病多见于由非疫区进入疫区的人群。流脑终年均可发生,但以冬、春季发病为多。11 月至次年 2 月发病率上升,2~4 月达高峰,5 月迅速下降。流脑呈周期性流行。一般每 3~5 年有一次小流行,7~10 年有一次大流行。但目前由于人群普遍接种了流脑疫苗,这种周期性已不明显。

43.流脑早期有哪些症状

流脑病情复杂多变,轻重不一,90%的流脑患者临床表现初为低热、咽痛、咳嗽及鼻炎等上呼吸道感染症状,之后体温突然升高,伴畏寒无力、头痛、呕吐、皮肤黏膜出现大小不一、多少不等、分布不均的皮疹,以肩、肘、臀等易于受压处多见。皮疹色泽鲜红。如在流行区内,发生高热、头痛、呕吐伴有皮疹者,应高度怀疑流脑可能。

44.流脑如何预防

(1)冬、春季节易发呼吸道感染,有症状者应及时到医院就诊,早发现、早隔离、早治疗。

(2)流行季节尽量避免到人多拥挤的公共场所,以减少感染的机会。

(3)搞好环境卫生、保持室内通风。

(4)提高人群免疫力,接种流脑疫苗。

(5)药物预防:对密切接触者可用复方磺胺甲噁唑,成人每日 2g,儿童 50~100mg/kg,连续服用 3 天。

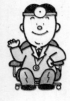

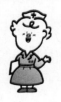

45.麻疹是如何传播的

麻疹病人是麻疹的惟一传染源，自发病前两天到出疹后五天内，眼结膜、鼻、口咽、气管的分泌物中含有病毒，具传染性。麻疹主要是通过吸入含麻疹病毒的飞沫而引起传播，也可以直接或间接地接触含病毒的眼、鼻分泌物而感染麻疹病毒，病毒可通过呼吸道黏膜或眼结膜上皮进入人体引起发病。麻疹初期传染性强，应及时发现，及早隔离，这是预防流行的一大措施。

46.麻疹早期有哪些症状

麻疹早期症状如同感冒，表现为咳嗽、打喷嚏、流涕，但病人流涕等卡他症状较重，同时有眼结膜充血、畏光、流泪，伴发热、全身不适等症状，在出疹前口腔近第一磨牙的颊黏膜上可出现针尖大小的灰白色小点，周围有红晕，可融合扩大波及下唇内侧或牙龈黏膜上，是麻疹的特征性病变，称为麻疹黏膜斑，是早期诊断麻疹的重要依据。

接种过麻疹疫苗后仍发病者症状轻而不典型，有感冒症状者要重视，是否为不典型麻疹。

47.麻疹如何预防

麻疹在过去是一个人人必得的传染病，我国自从1965年普遍接种麻疹减毒活疫苗后，已较好地控制了该病的流行。预防麻疹最重要的措施是按计划接种麻疹减毒活疫苗，接种麻疹疫苗是儿童基础免疫内容之一。

(1)接种麻疹疫苗。接种对象：未患过麻疹、无禁忌证的所有儿童。接种方法：8月龄时初种，7岁时复种一次，每次皮下注射0.5毫升。另可根据情况作强化接种，应急接种最好在流行季节前1个月，易感者在接触病人后两日内接种疫苗可防止发病或减轻病情。

(2)预防传播。流行期间，儿童集体机构加强晨检，早期发现病人，早期隔离，隔离到出疹后5天，有肺炎等并发症者延长到出疹后10天；避免易感者探视麻疹病人和流行期间去人员集中的公共场所；接触麻疹病人戴口罩；病人的手帕、毛巾、衣被、餐具要进行煮沸消毒，空气每天消毒。

(3)注射丙种球蛋白。体弱患病的易感儿接触麻疹病人后，可在医生指导下注射丙种球蛋白，以预防发病和减轻症状。接触病人后5日内注射人血丙种球蛋白3毫升可防止发病，接触病人6日后注射，可减轻症状。注射后的免疫有效期为3~8周。

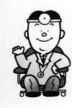

48.患过麻疹的人要不要接种麻疹疫苗,接种过麻疹疫苗者是否不再得麻疹

　　患过麻疹的人不需要再接种麻疹疫苗。因为患麻疹后,人体可以产生针对麻疹病毒的免疫力,并且可维持终身。

　　接种麻疹疫苗后获得的免疫力相对自然患病后的免疫力要低得多,而且维持的时间也要短,因此接种疫苗数年后,再接触到麻疹病人时仍然有可能患麻疹,但一般来说,接种后患麻疹者,病情相对要轻些或者症状不典型。

49.水痘有哪些临床特征

　　水痘是由水痘—带状疱疹病毒引起的传染病,临床上以全身出现水疱疹为特征,同时可伴发热、全身不适、食欲下降等症状。初次感染水痘—带状疱疹病毒,出现水痘症状。而这个病毒可以长期潜伏在体内(脊髓背根的感觉神经节中),当因机体抵抗力下降等因素作用下激活,病毒沿着感觉神经在相应节段的皮肤上引起疱疹,疱疹常见于腰部皮肤呈带状排列,故称带状疱疹。水痘好发于儿童,病后可获得持久的免疫力,带状疱疹则多见于成人。

第二部分　常见和经典传染病的知识与预防

033

50.水痘是如何传播的

可以通过两种途径传播，一是通过水痘病人讲话、咳嗽、打喷嚏等方式扩散到空气中的飞沫传播；二是易感者直接或间接接触水痘病人或者带状疱疹病人的疱疹液而传播。水痘病人出疹前一日到疱疹完全结痂时均有传染性，带状疱疹病人主要是出疹到疱疹结痂时具有传染性。

51.水痘如何预防

水痘流行期间，未患过水痘的小儿不要去公共场所，同可接种水痘减毒活疫苗，以提高机体的特异性免疫力。易感儿不要接触水痘病人及其衣被等与皮肤接触过的用物。水痘病儿及时隔离治疗。水痘、带状疱疹病人的衣被等用物可煮沸消毒或日光曝晒 4~6 小时，室内经常通风换气。

52.流行性腮腺炎是怎样发生的

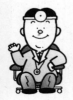

它是由腮腺炎病毒引起的急性呼吸道传染病，主要发生在儿童和青少年，1 岁以下婴幼儿很少发病。临床主要以腮部肿痛为特征，伴发热、头痛、食欲不振等症状，有的可引起脑膜脑炎、睾丸炎、卵巢炎等。腮腺肿大以耳垂为中心向前、向下、向后发展,疼痛明显,通常一侧腮腺先肿大,2~4 日后累及对侧,也可双侧同时累及或仅为单侧累及。

患流行性腮腺炎后,人体可获得终身的免疫力,不再患此病。

53.流行性腮腺炎如何预防

(1)增强机体的抗病能力。有些人感染流行性腮腺炎病毒后,由于机体抵抗力强,可以不出现明显的症状,称为隐性感染,但可以获得对此病的终身免疫力,不再患此病。因此,平时要注意营养、锻炼和保持规律的生活,以增强机体的抗病能力,即使感染此病毒,也能使自己不发病或病情较轻。

(2)预防传播。流行期间,幼儿园、托儿所等儿童较集中的机构应加强室内通风,做好入园晨检工作,发现病儿及时隔离。

(3)预防接种。易感儿童接种流行性腮腺炎减毒活疫苗,可起到较好的预防作用。

54.结核病流行情况如何

结核病是结核杆菌引起的传染病,俗称"痨病",可发生于肺、肠道、泌尿系统等组织,常见为肺结核。

在人类历史上,结核病和天花、鼠疫、霍乱等烈性传染病一样,曾经在全世界广泛流行。20世纪50年代,随着抗结核的化疗药物问世,结核病的流行趋势在发达国家得到一定控制。但近年来由于种种原因,有的国家和地区结核病疫情大幅回升,严重危害人类健康,成为全球重大公共卫生问题。世界卫生组织将每年的3月24日定为世界防治结核病日。

我国目前的结核病病人数量居世界第二位,是世界上22个结核病高负担国家之一。据2000年全国结核病流行病学调查,我国目前约有5.5亿人感染了结核杆菌;活动性肺结核病和痰中找到结核杆菌的肺结核的患病率分别为367/10万和122/10万。据此估算,我国现有活动性肺结核病人约450万人,其中传染性肺结核病人约为150万人,每年约13万人死于结核病。结核病疫情在经济欠发达的中西部地区更为严重,农村人口中的活动性肺结核和传染性肺结核患病率均高于城镇人口,全国大约80%的结核病病人在农村,因此结核病是我国农村因病致贫的主要疾病之一。

55.浙江省对传染性结核病防治有什么优惠措施

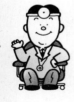

从2004年4月1日起,浙江省对所有传染性肺结核病人实施免费检查和治疗,并扩大免费治疗结核病的对象和范围:由原来对贫困传染性肺结核病人治疗费减、免政策,扩大到对包括外来人员的全省所有传染性肺结核病人实行免费检查和治疗,并对部分不具有传染性却

没有医疗支付能力的活动性肺结核病人实行免费检查和治疗,以及对可疑肺结核病人免费检查(痰涂片、X线胸片)。

56.肺结核是怎样传播的

结核病的传染源主要是痰涂片阳性的肺结核病人,也就是痰中排出结核杆菌的肺结核病人。肺结核病人主要通过咳嗽或打喷嚏等把含有结核菌的飞沫散播于空气中,或肺结核病人随地吐痰,痰液水分蒸发后,由痰中蛋白包裹的结核杆菌随尘埃飞扬,健康人吸入含有结核菌的飞沫或尘埃后可感染结核菌。结核病传染的程度主要受结核病人排菌量、咳嗽症状以及接触的密切程度等因素的影响。家庭内父母或祖父母等长辈有结核病,儿童较易受到结核菌的感染。健康人受到结核菌感染后,不一定发生结核病。是否发生结核病,主要取决于两种因素的影响,即受到感染结核菌毒力的大小和身体抵抗力高低的影响,结核菌毒力强而身体抵抗力低则容易发生结核病。

人体初次受到结核菌感染后,通常绝大多数人没有任何症状,也不发生结核病。但当少数感染结核菌的人出现抵抗力降低时,可在一年中任何时候发生结核病。发生结核病的概率大约10%左右。预防或减少发生结核病的措施首先就是不要受结核菌的感染,不受结核菌感染就不会发生结核病。

57.社区、家庭预防肺结核的措施有哪些

没有治疗过的结核病病人是最危险的传染源，而结核病病人一经接受药物治疗其传染性可迅速降低。因此，搜寻、发现和及时规则地治疗新发生的结核病病人，是预防结核病的主要措施。

不随地吐痰，事情虽小，对预防结核病却关系极大。应该把痰吐在痰盂、痰盒或手帕里，经过高温或药物消毒后，再倒掉，这样就消除了痰的传染性。

儿童时期接种卡介苗，是预防结核病的有效手段。有效的卡介苗接种对人群的保护力可达75%以上。按时进行卡介苗的复种，可以使免疫力强化。

培养良好的卫生习惯是预防结核病的有效方法。房间要经常通风换气，保持空气新鲜。应注意劳逸结合，要有足够的营养和睡眠，还要有适当的户外活动和体育锻炼，这样可以增强体质，提高抵抗力。

在有开放性肺结核病人的家庭中，对3岁以下未接种过卡介苗或结核菌素试验为阳性的婴幼儿，或15岁以下结核菌素试验为强阳性的青少年，都应给予短期的预防性治疗。这样可以避免感染和发病。

58.家庭如何护理肺结核病人

开放性、活动性肺结核病人，症状较重，应住院隔离治疗；如为不排菌（痰检三次阴性）、病灶较稳定且症状较

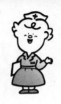

轻的病人,可在家中休息治疗,一般应注意:

(1)必须在痰找结核杆菌连续三次阴性的情况下,始能在家庭中进行治疗和休息;但如果病人仍有发热、消瘦、盗汗、血沉显著增快,还须继续查痰,必要时作痰结核杆菌培养或动物接种。

(2)痰中未查到结核杆菌,但症状明显,血沉显著增快、肺部病灶较大且边缘不清的病人,应独居一室,食具、茶具单独使用,房间及用物定期消毒,每天开窗换气,让阳光照入室内或用紫外线照射,生活用品可用"84"消毒液或0.5%过氧乙酸消毒液浸泡。

(3)一定要遵照医嘱服药治疗,要按时、正确服药,避免结核菌产生耐药性。

(4)坚持晨练,根据病情选择合适的运动如深呼吸运动、太极拳、气功疗法、保健功、小跑步等方法,晨起呼吸新鲜空气十分重要。

(5)增加营养。肺结核是消耗性疾病,通常给予高热量、高蛋白、高维生素饮食,每天热量在3000千卡以上,注意饮食色香味,以刺激食欲。

(6)禁烟戒酒,少吃刺激性食物,以减少咳嗽。

(7)减少房事,节制性生活。

(8)生活有规律,早睡早起,劳逸适度,精神愉快,调节生活情调。

(9)保持大便通畅。

(10)定期复查,可作X线胸透、摄片,检查血象和血沉,以观察病情变化与药物疗效。

59.治愈肺结核病人的关键是什么

要想彻底治愈肺结核必须遵循五个原则：早期、联合、适量、规律和全程治疗。

(1)早期。对结核病一定要早诊断、早治疗，以免组织破坏，造成修复困难。早期治疗有利于病变吸收消散，不留痕迹。

(2)联合。无论初治还是复治病人均要联合用药，临床上治疗失败的原因往往是单一用药造成难治病人。联合用药必须联合两种或两种以上的药物治疗，这样可避免或延缓耐药性的产生，提高杀菌效果，缩短疗程。

(3)适量。几乎所有的抗结核药物都有毒副作用，如剂量过大，血液的药物浓度过高，对消化系统、神经系统、泌尿系统，特别对肝肾可产生毒副反应；剂量不足，血液浓度过低，达不到抑菌、杀菌的目的，易产生耐药性。所以一定要采用适当的剂量，在专科医生的指导下用药。

(4)规律。在专科医生指导下规律用药，因为结核杆菌是一种分裂周期长、生长繁殖缓慢、杀灭困难大的顽固细菌。在治疗上必须规律用药，如果用药不当，症状缓解就停用，必然导致结核杆菌耐药性的发生，造成治疗失败。

(5)全程。所谓全程用药就是医生根据病人的病情确定化疗方案。完成化疗方案所需要的时间，一个疗程3个月，全疗程一年或一年半。短期化疗不少于6个月或10个月。

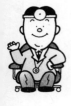

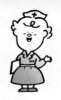

60.肺结核病人不按医嘱用药有什么后果

由于抗结核药物有特效，绝大部分病人服药后症状明显好转，甚至完全消失，但还没有彻底治愈。有些病人就以为结核病已经好了，停止服药。其实，这是很危险的。如不按医嘱，擅自停药或减药、间断服药；或症状、胸片一有好转就停药，没有坚持完成全疗程，则有50%左右病人治疗失败及少数病情严重者可致死亡。不仅治疗失败率高，复发率也高，同时极容易使人体对抗结核药物产生耐药性，再次治疗效果很差，成为久治不愈的慢性传染源，一些病人还可能传播耐药菌，给社会带来一定的危害。

61.肺结核病人为什么要定期到指定医院复查

痰内查到结核菌是确诊肺结核的主要依据，痰菌检查也是考核治疗效果的最好指标。痰结核菌检查简便易行、价廉，准确性较高。定期做结核菌检查观察细菌改变，如应用化疗后细菌减少或消失，是治疗取得良好效果的标志，反之则表示化疗未发挥作用甚至治疗失败，需要更换药物以增强疗效。因此，对有可疑肺结核症状的，应及时作痰菌检查。治疗中的病人，应遵守医生规定按时送合格的痰标本作痰菌检查。

药物有一定的副作用，可能出现不良反应，当然并不

第二部分　常见和经典传染病的知识与预防

041

是每个病人都一定会发生，所以对各种药物的使用方法及毒副作用要有一定的了解，一旦出现异常情况，应立即告诉主管医生，切不可擅自停药。在治疗期间，每月到医院检查肝功能。

我国规定，怀疑或确诊的肺结核病人(除少数急重症病人外)，均应转至结核病防治专业机构或指定的医疗卫生保健机构实行"归口管理"。切不要听信社会传言，寻觅"偏方"、"验方"而贻误治疗时机。

62.肺结核病人的接触者应注意什么

肺结核病人的家庭人员及密切接触的亲朋好友，应及时到结核病查治定点医院检查。由于结核病的传染源主要是痰涂片阳性的肺结核排菌病人。病人咳嗽或打喷嚏等把含有结核菌的吐沫散播于空气中，健康人吸入含有结核菌的吐沫引起感染。结核病传染的程度主要受结核病病人排菌量、咳嗽轻重以及接触的密切程度等因素的影响。开放性肺结核病人，若没有检查诊断出来、未得到正规合理治疗以前是最具有传染危险性的。与尚未被发现和治疗不彻底的排菌肺结核病人有密切接触的人，最易感染结核菌，如肺结核病人的家属成员（尤其是儿童)、与病人接触的医务人员。此外，在通风不良环境中集体生活和工作的人群中，一旦有人发生肺结核病，其他人常可受到结核菌感染。幼儿、青春期、老年人和营养不良

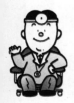

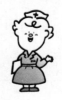

者、尘肺、糖尿病病人、胃切除术后、艾滋病病毒感染者或长期使用免疫抑制剂的人发病率较高。一旦诊断明确并及时正规合理治疗，痰内结核菌迅速减少（大约减少95%），细菌的活力也受到抑制或完全消失，对周围人群已无传染性。其他部位(肺以外)结核一般不传染。

如当时检查无异常，以后出现咳嗽、咳痰时间超过3周，或咯血和血痰，或胸痛2周以上，或发热2周以上等肺结核可疑症状时，务必到医院检查。

应注意提高人体的抵抗力，出生24小时以上的婴儿接种卡介苗，成人培养健康生活方式，均衡饮食，多做运动，增强体质。

63.何谓霍乱

霍乱是由霍乱弧菌所致的烈性肠道传染病，属甲类传染病。这种病发病急、传播快、病死率高，曾七次引起世界性大流行。早在1962年就被世界卫生组织确定为国际检疫传染病。

霍乱夏秋季流行，四季散发。典型的症状是发病急骤，剧烈腹泻，腹泻一天十几次至几十次不等，但无腹痛、无里急后重。排泄物为黄水样、水样，典型的为米泔样水便或洗肉水样血便。腹泻后，开始喷射状呕吐、不恶心。先吐胃内容物，后呕吐物与腹泻物相同。这个时期为泻吐期，病人一般不发热，持续时间约数小时至2天。然后，病人进入脱水和虚脱状态,表现为口渴、声嘶、眼窝深陷、腹部肌肉和小腿肚子痉挛疼痛。如不及时治疗,可导致死亡。部分霍乱症状较轻,但容易漏诊,引发霍乱流行。

64.霍乱是如何传播的

霍乱主要有以下传播途径:(1)食物传播。霍乱弧菌在食物上的存活时间很长,可达1~2周或更长。(2)水传播。在霍乱的传染过程中,水的作用非常突出。当病人或病原携带者的排泄物污染了水,易感者可通过直接饮用生水而感染,也可以通过经水污染的食物、餐具等而感染。(3)蝇虫传播。食物经带菌的苍蝇、蟑螂等间接污染后,食用者会被感染。(4)接触传播。通过各种被污染的物品而传播。

霍乱患病不分年龄大小,而且病后免疫力不强,可再次感染。我国多见于夏秋季,苍蝇虫害活动频繁的时期,如出现洪涝等自然灾害时易造成本病的流行。

65.霍乱如何预防

夏秋季节发生腹泻,应到医院的肠道门诊就诊。发现病人、病原携带者应立即送指定医院隔离治疗,病人吐泻物用漂白粉处理后再排放,病人接触物要用消毒液擦拭消毒。

发现疑似病人,任何单位或个人都有义务迅速报告

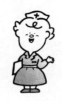

当地疾病预防控制中心,防止疫情蔓延。

养成良好的生活习惯,勤洗手,把好"病从口入"关。注意饮水卫生,提倡不喝生水,不吃腐败变质食物,不生吃或半生吃水产品。消灭苍蝇、蟑螂等传播病菌的生物。在疫区,除采取消毒、隔离措施外,与病人密切接触者和一般接触者应遵医嘱服药物预防。

66.何谓甲型肝炎

甲型肝炎(甲肝)是由肝炎病毒通过粪—口途径传播(消化道传播)。粪—口传播的方式是多样的。在一般情况下,日常生活接触传播是散发性发病的主要传播方式。被甲肝病人污染的水、食物等,未经彻底消毒被人饮用或食用就很容易引发甲肝的暴发流行。近年来由水产品特别是水生贝类如毛蚶、牡蛎等传播的甲肝屡有发生。1988年上海、杭州等地发生的甲肝大流行就是由于人们食用了被甲肝病毒污染的毛蚶所引发的。

甲肝病毒经口进入人体后,约 15~45 天,平均 30天,患者出现畏寒、发热、全身乏力、食欲不振、厌食、恶心、呕吐、腹痛、腹泻、关节疼痛等症状。90%以上的患者不出现皮肤、巩膜黄染,且因症状轻微,不经治疗而自愈,这也是有些人不知自己曾患过甲肝的原因。少数患者出现巩膜、皮肤黄染才意识到患了肝炎。80%的患者可在肋下触及肿大的肝脏,右上腹胀满感。甲肝一般为自限性疾病,极少数病例症状重、黄疸深,经过积极治疗也能痊愈。

67.如何预防甲型肝炎

　　严把"病从口入"关,养成良好的卫生习惯,饭前便后洗手,生吃蔬菜瓜果要洗净,不吃腐败不洁的食物,不生吃或半生吃水产品,搞好饮水卫生。病人应隔离治疗,进行家庭消毒。

　　保护易感人群,注射甲肝疫苗,可有效预防甲肝感染。

68.何谓伤寒

　　伤寒是由伤寒杆菌引起的急性肠道传染病。伤寒杆菌的内毒素可致全身中毒症状,如持续高热、肝脾肿大、精神恍惚、表情淡漠、反应迟钝、听力减退、谵妄昏迷等;肠道病变可出现肠壁溃疡,可有食欲不振、腹部不适、腹胀、便秘或腹泻症状,因病变以回肠末端为重,右下腹可有压痛;此外,还有相对缓脉(体温增高,而脉搏却不随之增快的现象)、皮疹、白细胞减少等表现。饮食不当等容易导致肠出血,甚至肠穿孔。

　　伤寒是细菌性疾病,可用有效的抗生素治疗。

69.伤寒是如何传播的

　　伤寒是肠道传染病,伤寒杆菌从粪便中排出,污染食物、饮用水、食具或手等,再经口入体内,如不被胃酸杀死,即进入肠道,在肠道碱性环境中繁殖,侵入肠壁,在相关组织中繁殖,释放毒素,导致一系列症状和体征。

有些人感染伤寒杆菌后,伤寒杆菌可长期在胆囊内生长并排出体外,成为病原携带者,是重要的传染源。病人从潜伏期起到发病后 2~4 周排菌量最大。

70.如何预防伤寒

(1)养成良好的卫生习惯。伤寒是消化道传染病,严格把住"进口"关,便能较好地预防传染。坚持饭前便后洗手,不喝生水,不吃不洁食物。集体就餐机构,食具、餐具做好消毒,最好自备餐具。

(2)消灭苍蝇、蟑螂。苍蝇、蟑螂可把病原体带到食物或餐具中,因此,食物保存须有防蝇防蟑螂设置,同时做好消灭苍蝇、蟑螂的工作。

(3)做好病人隔离。隔离治疗病人体温正常后 15 天,或者每隔 5 天培养一次粪便,连续两次阴性后可解除隔离。病人的大小便、便器、食具、衣服、生活用品必须消毒处理,可用漂白粉浸泡或煮沸或用其他消毒剂消毒。

(4)饮食行业工作人员定期体检。饮食从业人员必须体检,如发现有伤寒杆菌携带者,要进行治疗,治疗无效者应调离饮食行业。

(5)加强粪便、水源和饮食卫生管理。

（6）接种疫苗。对易感人群进行预防接种，以提高机体的特异性免疫力。

71.何谓菌痢

菌痢是细菌性痢疾的简称，是由痢疾杆菌引起的，临床上以腹痛、腹泻黏液脓血便、里急后重为特点的消化道传染病，可伴发热，重者可出现休克和（或）中毒性脑病，少数病人病情迁延不愈成为慢性或反复发作。菌痢发病率高，是夏秋季的常见病。

菌痢与一般的腹泻不同处是，腹泻次数多，里急后重明显，大便含有如鼻涕一样的黏液甚至含血液。

菌痢是细菌性疾病，可用有效的抗生素治疗。

72.菌痢是怎样传播的

菌痢的传播途径同伤寒，病原体随粪便排出后，污染食物、水、生活用品或手，再经口使人感染，即通过"粪—口"途径传播。夏秋季节有利于苍蝇孳生及细菌繁殖，而且人们喜食生冷食物，容易引起此病的流行。

急慢性菌痢病人及无症状的带菌者都是菌痢的传染源。

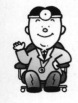

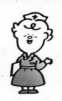

73.菌痢如何预防

菌痢预防与伤寒相似,主要做好饮食、饮水卫生,搞好个人及环境卫生,消灭苍蝇和蟑螂;病人及时隔离治疗至粪便培养阴性为止;从事饮食、自来水厂及托幼工作的人员应定期做粪便检查,如发现带菌者应调离工作岗位并进行治疗。

此外,不暴饮暴食,避免短时间内大量进水、进食而稀释胃酸,破坏胃酸的屏障作用(痢疾杆菌的抵抗力并不强,少量进入胃内,如胃酸浓度足够,可以有效杀灭它)。

74.还有哪些常见的肠道传染病

肠道传染病除上述霍乱、甲型肝炎、伤寒、菌痢外,还有副伤寒甲、副伤寒乙、阿米巴性痢疾、戊型肝炎(戊肝)、O_{157}：H_7大肠杆菌性肠炎等。它们的传播途径有共同之处,预防上也有相同的地方。甲肝已有疫苗,伤寒有伤寒Vi疫苗,菌痢口服疫苗尚未推广,戊肝和阿米巴性痢疾尚无疫苗供应。

75.如何预防肠道传染病

肠道传染病的病原体都是经口而入的,经过食管和胃到达肠道,在肠道内大量繁殖而使人发病。这些病原体又随粪便排出体外,污染环境,再传播至人。夏季是肠道传染病发生和流行的高峰季节,如霍乱、伤寒、痢疾、O_{157}：H_7大肠杆菌性肠炎和其他感染性腹泻等。肠道传染病的预防主要是把好"病从口入"关,做好"三管一灭"工作,具体措施有：

(1)管好饮食。不吃腐败变质的食物;不吃苍蝇叮爬过的食物;不暴饮暴食;饭前便后要洗手;隔夜的饭菜和买回来的熟食要重新煮沸;餐具、食物要防蝇;餐具要煮沸消毒;生熟刀板要分开;生食瓜果要洗涤消毒;不生吃水产品。

(2)管好水源。自来水要按规定消毒;不喝生水;不到被污染的河、塘中取水、洗澡;不在河边洗刷肠道传染病病人的衣服、用具和便桶;防止粪便污染水源;使用河水的地方,应划分饮水段和用水段。

(3)管好粪便。粪便要进行无害化处理,不用新鲜粪便施肥;病人的呕吐物和排泄物应消毒。

(4)消灭苍蝇、蟑螂。保持室内外环境卫生,消除和控制苍蝇孳生地,采取各种措施消灭苍蝇、蟑螂。

76.狂犬病是什么样的病

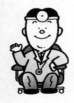

狂犬病又名恐水症,是被狂犬或者带毒动物咬伤,狂犬病毒从伤口进入, 引起以侵犯中枢神经系统为主的急性人兽共患病。临床上以特有的恐水、怕风、烦躁不安、咽

肌痉挛、进行性瘫痪为特点,最后因呼吸、循环衰竭而死亡。目前尚无特效的治疗药物,病死率几近100%。因此,预防工作尤为重要。

77.狂犬病是怎样传播的

带狂犬病毒的温血动物是传染源,家兽中以犬为主,其次为猫、猪、牛、马等;野生动物如狐狸、狼、浣熊、黄鼠狼也是传染源;据报道鼠类也传播狂犬病毒。

狂犬病毒存在于传染源的唾液中,主要通过咬伤传播,也可通过带病毒的唾液经各种伤口和抓伤、舔伤的黏膜和皮肤而传播,少数可在对病犬宰杀、剥皮、切割等过程中而被感染,也有偶因吸入蝙蝠群居洞穴中含病毒的气溶胶而感染。

78.人被狂犬咬伤后,哪些因素与发病有关

识别狂犬,狂犬有两种类型,其中兴奋型常见,初期主要是性格改变,警觉不安。另外为沉默型,较少见,发病后常离群独居,受扰后亦狂吠咬人。

人被狂犬咬伤后的发病率约为30%~50%,若及时处理伤口使用狂犬病免疫球蛋白和接种疫苗,则发病率可降为0.15%左右。是否发病与下列因素有关。

(1)咬伤部位。如头、面、颈和手指、会阴部黏膜等末

梢神经丰富的部位,或严重咬伤上述部位多处或组织撕裂者,易发病,发病早。

(2)伤口无处理或处理不当者易发病。

(3)未使用狂犬病免疫球蛋白者易发病。

(4)未及时全程注射狂犬疫苗者易发病。

(5)被咬伤者有免疫功能低下或免疫缺陷者易发病。

正确的伤口处理、及时地使用狂犬病免疫球蛋白和全程狂犬病疫苗的注射是被狂犬咬伤后预防狂犬病的关键,三者缺一不可。

79.狂犬病如何预防

(1)做好犬类管理。捕杀野犬;给家犬每年进行一次预防接种(注射兽用狂犬疫苗)并做好管理;对进口动物做好检疫;病死的动物应予焚烧或深埋处理。

(2)做好伤口处理。被狂犬咬伤后,应立即用2.0%的肥皂水或者0.1%新洁尔灭反复冲洗伤口半小时,力求祛除狗涎,并挤出污血,然后用2%碘酊消毒数次,伤口一般不予包扎和缝合。

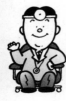

(3)注射狂犬病免疫球蛋白。被疯动物或可疑疯动物咬伤以及咬伤的部位较高。如伤口在头颈部、手指或严重咬伤者,除上述伤口处理外,应用狂犬病免疫球蛋白(含抗狂犬病病毒的抗体)在伤口周围(包括皮下及肌肉)行局部浸润注射以直接中和病毒。

（4）接种疫苗。①接种对象：被狂犬或其他疯动物咬伤、抓伤、舔触伤口或黏膜及密切接触者，或从事狂犬疫苗研制生产、狂犬病防治及犬类饲养、管理、野外调查等有可能受感染的高危人群。②接种方法：于咬伤后 0 天（即咬伤的第 1 天）、第 3 天、第 7 天、第 14 天、第 28 天各注射狂犬疫苗 1 安瓿，儿童用量相同；咬伤重者可全程注射 10 针，于当日至第 6 日每天一针，随后于 10、14、30、90 日各注射一针，凡与狂犬病免疫球蛋白合用者，在全程注射后再注射 2~3 针；从事与犬类或与狂犬病病毒接触的相关工作人员，在以后的每年注射 1 次，以强化免疫。③注意事项：接种期间切忌饮酒、浓茶等刺激性食物及激烈劳动与运动等，以免引起反应。接种后超过六个月又被狂犬咬伤，仍需接种疫苗。

80.病毒性肝炎分哪几型

按病原学分类，可将病毒性肝炎分为六型，即甲、乙、丙、丁、戊、庚型。

甲型肝炎是由甲型肝炎病毒（HAV）通过消化道等途径传播，多见于儿童及青少年，以食欲不佳、恶心、黄疸、发热及血清谷丙转氨酶上升为其主要特点。

乙型肝炎是乙型病毒性肝炎的简称，是由乙型肝炎病毒（HBV）引起的，通过血液、体液传播。临床表现多样化，容易发展为慢性肝炎和肝硬化，少数病例可转变为肝癌。

丙型肝炎是由丙型肝炎病毒(HCV)所引起,是通过输血或血制品、血液透析、肾移植、静脉注射毒品、性接触、母婴等途径传播。丙型肝炎临床表现与乙型肝炎相似,对人类健康的威胁不亚于乙型肝炎。

丁型肝炎病毒(HDV)是一种缺陷病毒,需要在乙型肝炎病毒辅助下才得以复制,所以丁型肝炎要在感染乙肝病毒的基础上才能感染。

戊型肝炎是进食被戊肝病毒(HEV)污染的水源和食物而引起的,易在雨季和洪水过后流行,多见于秋、冬季(10~11月)。预防的方法主要是做好饮水、饮食卫生管理。

庚型肝炎病毒主要经血传播,多次受血者、静脉吸毒者感染率高,也可经性传播、母婴及家庭内密切接触传播。至今,在电镜下尚未见到庚型肝炎病毒,一般病情较轻,但也有可能引起慢性和重症肝炎。

81.乙型肝炎的传染源有哪些

所有乙型肝炎病毒感染者都是乙型肝炎的传染源,包括急慢性乙型肝炎病人和无症状的病毒携带者。

估计全球有3、5亿人是乙型肝炎病毒携带者,其中3/4是亚洲人。乙肝病毒感染者中大约有5%~10%的成年人和70%~90%的婴儿未能完全清除病毒而成为长期病毒携带者,可将病毒传染给别人。大约25%的病毒携带者会发展为肝硬化或肝癌,其余的成为健康的病毒携带者。

82.乙型肝炎是通过什么方式传播的

乙型肝炎病毒大量存在于病人和病毒携带者的体液中,如血液、精液及阴道分泌物等。传播途径有:

(1)母婴传播。带乙型肝炎病毒的母亲可以通过胎盘将病毒传给胎儿,也可通过分娩时产道分泌物及母亲的血液污染新生儿的伤口(如脐部或受伤的皮肤)而传播,另外可通过产后的哺乳和生活上的密切接触而传播。通过胎盘的方式无法预防,但据报道传播的几率较小,大约占母婴传播的5%。

(2)血液、体液传播。输血及应用血制品;使用未消毒或消毒不彻底的手术器械,未消毒的牙科器械,不消毒或消毒不彻底的接生产包、消毒不彻底的注射器、针头;血液、体液或分泌物污染伤口;与他人共用针筒注射毒品;用未经妥善消毒的器具穿耳、文身、文眉、文眼线、文唇线、针灸等;共用日用品如剃刀、牙刷、修面刀、修脚刀等。

(3)性接触。在没有安全措施下和乙肝病毒感染者进行性接触。

83.什么是乙肝的"两对半"检查

平常所称的"乙肝三系"检查,就是抽取病人静脉血,检查血液中乙型肝炎病毒的血清学标志,即三大抗原抗体系统的六个指标。由于其中乙型肝炎核心抗原

(HBcAg)存在于肝细胞中,用常规方法不能查出,因此通常只查其中的 5 个指标,即所谓"两对半"检查,即乙型肝炎表面抗原(HBsAg)、乙型肝炎表面抗体(HBsAb)、e 抗原(HBeAg)、e 抗体(HBeAb)、核心抗体(HBcAb)。上述检查通常被人称为诊断乙型肝炎的"两对半"。

其中表面抗原是乙型肝炎病毒的外壳蛋白质,本身不具有传染性,但它的出现常伴随着乙型肝炎病毒的存在,所以表面抗原阳性是已经感染了乙型肝炎病毒的标志。一般在感染病毒后 2~6 个月,血清转氨酶尚未升高时,就可在血清中测到阳性的结果。急性乙型肝炎病人大部分可在病后短时间内转阴,而慢性乙型肝炎病人可持续阳性。表面抗体是人体对乙型肝炎病毒的保护性抗体,常在恢复期出现阳性。同时,接受乙型肝炎疫苗注射者,表面抗体大多也呈阳性。

e 抗原一般在乙型肝炎病毒感染后,与表面抗原阳性同时或其后数日就可测得阳性。e 抗体阳性在抗原转阴后数月出现。核心抗体通常在表面抗原出现后 3~5 周,肝炎症状出现前即可在血清中检出。核心抗体 IgM 在急性期阳性,作为急性乙肝的诊断标志,核心抗体 IgG 持续时间较长,作为感染过乙肝病毒的标志。

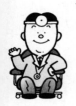

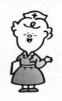

84.什么是乙肝的"大三阳"和"小三阳","大三阳"和"小三阳"说明了什么

大三阳是指:HBsAg(+);HBeAg(+);HBcAb(+)。

小三阳是指:HBsAg(+);HBeAb(+);HBcAb(+)。

"大三阳"说明病人体内乙肝病毒复制十分活跃,传染性强。但大三阳并不说明就是乙型肝炎病人,一般来说,如肝功能正常者不需特殊治疗,日常生活中除了注意防止传染他人外,一般情况下不影响工作、生活、学习及婚育。但应注意定期复查肝功能,如发现肝功能异常时则需及时治疗,

"小三阳"一般来说体内病毒复制减少,传染性降低。但应区分两种情况:一种是肝功能长期正常(每3个月复查肝功能1次,能持续2~3年),称之为"稳定的小三阳",这是乙肝表面抗原携带者或急性乙肝病人较好的转归,可看成是一个健康者,不需治疗,一般不会发展为慢性乙肝,也不具有传染性。第二种情况是肝功能检查时好时坏,称之为"不稳定的小三阳"。具有较强的传染性。这主要是由于感染了前C区变异的乙肝病毒所致,当肝功能异常时要积极进行治疗。

85.HBsAg 是什么,HBsAg 阳性说明什么

HBsAg 是乙肝病毒表面抗原的英文缩写,实际上是

存在于病毒表面包膜上的一种成分。打一个比方:如果将乙肝病毒比作一只桃子,那么 HBsAg 就是桃子皮上的一种蛋白。

HBsAg 是肝炎病毒的一个组成部分,阳性说明其感染过乙型肝炎病毒,现在可能是:①乙肝病毒携带者;②肝炎潜伏期;③急慢性乙型肝炎病人。以上三种情况都具有传染性。

还有一种情况是,血中仅 HBsAg 阳性,而乙肝的另外指标全部阴性,称为单纯 HBsAg 阳性。单纯 HBsAg 阳性不一定具有传染性。

86.单纯 HBsAg 阳性说明什么

单纯 HBsAg 阳性不一定就是乙肝病毒携带者,更不等于现症乙肝病人,也不完全代表有传染性。这是因为部分 HBsAg 阳性的人体内乙肝病毒被消除后,乙肝病毒的部分基因整合到了肝细胞的基因内,构成"合资企业",HBsAg 作为"合资企业"的一种产品持续出现在血液中。因为整合的病毒基因常是缺损的,往往只能复制出 HBsAg,很少或者不产生 HBeAg 等,所以,除了 HBsAg 以外,查不出其他的乙肝病毒标志物。

有人作过研究,单纯 HBsAg 阳性者,仅 7.4%血中检出乙肝病毒,表明绝大多数单纯 HBsAg 阳性者,体内并无乙肝病毒,不传染他人。单纯 HBsAg 阳性者,大多预后良

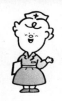

好。有人追踪观察 92 例 HBsAg 携带者,10 年后无一人发生与肝炎有关的死亡或肝细胞癌。单纯 HBsAg 阳性可照常工作和学习,也不需要特别的抗病毒药物治疗。

　　单纯 HBsAg 阳性者虽不等于乙肝病毒携带者,但体内携带乙肝病毒的可能性仍然存在,故仍应注意传染,更不能献血,并应定期上医院做乙肝"两对半"及肝功能检查。

87.何谓乙肝病毒携带者,乙肝病毒携带率是多少,乙肝病毒携带的原因是什么

　　乙肝病毒携带者是指肝功能正常,无任何临床症状,往往在体检或献血过程中发现 HBsAg 阳性,肝脏 B 超未见异常者,这些人不是乙肝病人。

　　众所周知,我国系乙肝病毒感染高发国家之一。1997 年发表的病毒性肝炎流行学调查资料表明,我国人群乙肝病毒携带率为 9.75%,即我国存在数以亿计的乙肝病毒携带者。

　　乙肝病毒携带者形成原因,主要是与机体免疫功能低下有关,如母婴传播时,婴儿受大量入侵的乙肝病毒感染,又缺乏免疫清除能力,即呈现"免疫耐受状态"。使入侵的乙型肝炎病毒的 DNA 与婴儿肝细胞染色体基因整合,逃逸机体免疫系统的攻击,从而表现为长期的乙肝病毒携带。其次在婴儿期感染,如婴儿长期与 HBsAg、HBeAg 阳性母亲、保姆、亲属密切生活接触,哺乳喂食、深

CHUANRANBING YUFANG XIAOSHOUCE

度亲吻等也可导致感染。另外，也可通过各种注射途径（如果注射器和操作过程消毒不彻底）而感染。婴儿期感染乙型肝炎病毒（母婴传播）后易成为携带者。

88.HBsAg无症状携带者本人应注意哪些问题

从医学角度讲，乙肝病毒携带者体内在清除乙型肝炎病毒的免疫机制方面确实存在一些弱点，他们应该定期进行医学观察。在生活上应避免过劳，注意劳逸结合，保持愉快心情；提高个人卫生素养，自觉防止自身血液、唾液、尿液和其他体液、分泌物污染周围环境；使用并保管好个人专用的食具、刮脸刀、修面具、牙刷及盥洗用品；乙肝病毒携带者还应注意保护肝脏，禁酒、禁止使用损伤肝脏的药物，注意对其他疾病尤其是感染性疾病的防治，以避免进一步损伤肝脏。

89.乙肝病毒携带者就业上有限制吗

乙肝病毒携带者在日常工作、学习和社会活动中一般来讲不会对周围人群构成直接威胁。根据全国《病毒性肝炎防治方案》规定，乙肝病毒携带者除不能献血（含组织、器官）及从事接触直接入口的食品、餐饮业、保育员、不担任手术治疗科室的医务人员和特殊兵种人员外，可以照常工作和学习，但要加强医学观察和随访。

各部门、工矿企(事)业、工农商学兵各行、各类公司都不应拒绝接收这些人员工作，更不能因为查出 HBsAg 阳性而令其下岗或解雇。在工作场所与 HBsAg 阳性者不敢同室工作、不敢同坐一桌、不愿同看一份报纸、不敢交谈甚至疏远、歧视、恐慌都是对乙肝病毒携带缺乏认识而造成的不必要的偏激情绪和行为。

90.乙肝病毒携带者可正常结婚、生育吗

　　乙肝病毒携带者有权结婚，但在婚前体检时应将此情况告知对方并了解相关的医学知识，婚前检查其配偶。如果配偶肝功能正常，抗-HBs 已经阳性者，可以结婚；如果乙肝病毒"二对半"五项全阴时，则应注射乙肝疫苗，待产生保护性抗体后再结婚。

　　乙肝病毒携带者妇女可以考虑生育，此前应进行医学咨询，一方面对乙肝病毒携带者的身体状况进行评估，同时应了解其可能对新生儿带来的影响。无论母亲或父亲携带 HBsAg，其新生儿在出生 24 小时内，都必须及时注射乙肝疫苗，并按 0,1,6 方案完成全程免疫。对于 HBsAg、HBeAg 双阳性母亲的新生儿，在出生后 24 小时内最好注射乙肝高效价免疫球蛋白，并注射大剂量乙肝疫苗，即重组酵母乙肝疫苗，每次 10/ 微克。

　　有人检查 25 名单纯 HBsAg 阳性母亲的新生儿，仅21%被传染乙肝，而 HBsAg 和 HBeAg 双阳性的 47 名母

亲(一般双阳母亲体内都带有乙肝病毒),其新生儿96%
被传染乙肝。

91.乙肝病毒携带者在入托、入学上有限制吗

除有关餐饮、保育或上述就业上有限制的相应专业
的专科学院(技校)和特种新兵入伍不宜报考外,乙肝病
毒携带者应享有与其他学生同样选择志愿,参加学习的
机会和权利。

1991年以来,我国卫生部已把乙肝疫苗作为保护儿
童免患乙型肝炎的计划免疫措施。近十年来,国内外早就
有HBsAg阳性儿童对注射过乙肝疫苗儿童不再构成传
播危险的安全性研究报告。所以,只要入托幼儿及幼托
机构工作人员普种乙肝疫苗的基础上,都不应该拒绝
HBsAg阳性的婴幼儿入托。

92.家有乙型肝炎病人,家属如何预防

如果母亲和保姆患急性乙型肝炎,那么12月龄以下
的婴儿应注射乙肝高效价免疫球蛋白,同时进行乙肝疫
苗0、1、6个月三次接种;婴儿的父亲在与爱人性接触后
注射乙肝高效价免疫球蛋白预防感染是有效的,同时应
接种乙肝疫苗;非明确接触过病人的血液(如共用牙刷、
剃刀)者,或家庭一般生活接触者不必接种乙肝高效价免

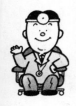

疫球蛋白。如果患急性乙型肝炎的病人成为乙肝病毒携带者,则其家庭接触者都应接种疫苗(接种者本身已有一项乙肝标志阳性者除外)。

93.家庭如何面对乙肝病毒携带者

　　家有乙肝病毒携带者,平时如何面对呢?家庭成员预防乙型肝炎的最好方法是普查乙肝三系,未被感染者注射乙肝疫苗,注射乙肝疫苗后一定要检查有无 HBsAb 产生,只要体内产生 HBsAb,同时注意不互用牙刷、剃须刀等易接触到血液、体液而又易引起皮肤、黏膜损伤的物品,平常注意不让血液、体液污染伤口,可有效预防乙型肝炎。日常生活中的一般接触,不会被传染,但要避免接触乙肝病毒携带者的体液、血液或被血液、体液污染的物品,特别是自身皮肤黏膜有破损时。

94.和乙肝病毒携带者、乙型肝炎病人共同就餐会传染吗

　　乙型肝炎病毒不会通过消化道传播,如果你的口腔黏膜及消化道黏膜完整而无破损,即使有病毒经口进入,一般不会使你患乙型肝炎。但一旦你的口腔黏膜及消化道黏膜有伤口,如果乙肝病毒随食物进入则可能使你传染。

　　乙型肝炎病人或乙肝病毒携带者的唾液中含有病

毒，而你的口腔黏膜也常常因为进食一些粗糙或硬的食物如骨头等而有一些细小的伤口存在。因此，理论上说有存在传播的可能。所以最好不共用餐具，集体就餐时要使用公筷。

95.怎样正确认识治疗乙肝的效果

患上乙肝后，无论是病人还是病人家属，都迫切想知道目前病人的治疗效果怎样，而大多数人认为只有"两对半"全部转阴才是乙肝治疗的惟一目的。其实，这种观点是不正确的，也不符合目前乙肝治疗的实际情况。目前治疗乙肝的目的为：

（1）阻止乙肝病毒复制。治疗乙型肝炎的主要目标是治愈肝脏病变和改善远期预后。乙肝病毒不断复制是导致慢性乙肝进展的根本原因，因此持续地抑制或消除病毒复制是治疗的关键。

（2）减轻肝脏炎症和肝细胞坏死。当肝细胞受感染，免疫反应可在肝内造成炎症和坏死，这是肝病的一种活动性病变。如果减轻了炎症—坏死活动，也就防止了由此引起的肝纤维化和肝硬化。

（3）保护改善病人预后。阻止肝脏损害的进展，可防止发展成为肝硬化，预防乙型肝炎病毒相关的肝细胞癌发生，延长生存期。

（4）判断慢性乙肝病人的预后，HBeAg 是重要的监测指标。只有获得持久的抗 HBe 阳性,才可以停药。意味着 HBV DNA 得到持久抑制、HBsAg 可能转阴、ALT 正常、肝功能改善。

总之,从目前治疗乙肝的情况来看,HBsAg、HBeAg 和 HB-cAb 转阴不是治疗的惟一目的,尤其对于慢性乙肝病人而言,防止病情的继续恶化(如反复发作、引起肝硬化、肝癌等)则更具实际意义。而执意使用那些所谓"转阴"药物,其后果常常是事与愿违,增加药物对肝脏毒副作用的负担,使本已受损的肝脏"雪上加霜"。

96.如何看待治疗乙肝的广告

时下,治疗乙型肝炎的医药广告铺天盖地,杂志、报纸、电视、电台甚至汽车、墙壁上,几乎是无孔不入。然而调查表明,有相当一部分广告并不可靠,甚至带有欺诈行为,使广大乙肝病人上当受骗。鼓吹迅速彻底根治乙肝的广告、刊登大量治愈病例的广告特别要引起大家的注意。同时某些街头义诊,对病人草草地进行诊断之后,就不厌其烦地向病人推荐某特效药的疗效如何如何的,也要提高警惕,勿上当受骗。

在这里,要对广大病人指出的是,目前多数治疗肝炎的药物(具有药品批准文号)只有保肝或辅助治疗的功效,针对乙肝病毒尚无特效的药物,对那些没有药品批准文号的"药物"或自称有乙肝治疗功效的保健品(有食健字批准文号)要提高警惕。

97.乙肝疫苗的成分及作用是什么

乙肝疫苗的研制始于 1970 年，我国始于 1973 年，1985 年国产血源性乙肝疫苗正式批准投产和使用，从 1995 年开始基因工程乙肝疫苗逐步取代血源性乙肝疫苗，即将乙肝表面抗原合成的乙肝病毒核酸片段插入到酵母或其他细胞的核酸中，使这些细胞产生乙肝表面抗原，制造乙肝基因工程疫苗，此疫苗效果优于血源疫苗。

乙肝疫苗的成分是乙型肝炎病毒的表面抗原成分，即 HBsAg，注射后促使机体产生抗乙肝病毒表面抗原的抗体，从而达到抗乙肝病毒的作用。

98.哪些人应接种乙肝疫苗

抗乙肝表面抗原的抗体阴性的易感者均应接种乙肝疫苗，除对新生儿和学龄前儿童应普遍接种乙肝疫苗外，以下人群应作为重点对象：

(1)乙肝病毒携带者的配偶、乙肝病人或乙肝病毒携带者的家庭内密切接触者，婚前检查一方 HBsAg 阳性时其对方如果是乙肝病毒易感者（HBsAg、抗 HBc 和抗 HBs 三项均为阴性，或抗 HBsP/N<10 者），均应按 0、1、6 个月(或 0、1、2 个月)程序接种大剂量乙肝疫苗。

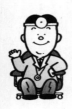

(2)医疗卫生人员。医务人员经常要接触大量的乙肝

病毒携带者，在手术、注射、护理、化验、检查等过程中不可避免地要接触阳性病人的血液及其他分泌物，因此感染乙肝病毒机会相对增加。这些人中的易感者均应按0、1、6个月程序接种大剂量乙肝疫苗。

（3）为阻断乙肝病毒在小学生和院校、运动员等青少年中的水平传播，保护青少年健康，这些人群应按0、1、6个月程序接种，分别给予10微克、5微克、5微克重组酵母乙肝疫苗。

（4）其他人群。血液透析病人、同性恋者、静脉服毒者、职业献血员、受血者和器官移植接受者在术前可按0、1、2月程序接种大剂量乙肝疫苗。

由于乙肝潜伏期较长，乙肝疫苗不仅可用于感染前预防，也可用于意外感染后预防。

99.日常生活如何预防乙型肝炎

乙型肝炎以其病毒含量的多少作为传染指标来看，第一是血液，大三阳者每毫升血中含有1000万至几亿个成熟乙型肝炎病毒颗粒，极微量的血液进入皮肤黏膜的破口，就可造成感染；第二是月经血所含的病毒量和血液是相似的，是重要的传播途径；第三是阴道分泌物和精液所含病毒量虽不及血液及月经多，但是在性生活中常能通过生殖器黏膜破损处，而感染性伴侣；在乳汁、唾液中虽然有乙型肝炎病毒存在，但造成感染的可能性并不大，故不把它们作为主要传播途径对待。所以在生活上最主要的措施是预防血液传播及性传播。

(1)易感染者伤口意外感染乙肝病人血者,应尽早注射乙肝高效价免疫球蛋白和乙肝疫苗。小心清洁伤口及包扎妥当。

(2)处理被血液或体液污染的地方或用具时,都应戴上橡胶手套,用 0.5%~1%过氧乙酸消毒被病毒污染的物件。

(3)不要与人共用剃刀、牙刷、指甲钳等容易使皮肤受损的器具。

(4)不要与人共用针筒、针头注射毒品。

(5)避免文身、针灸或文眉、脱痣等手术,如有需要,尽量使用一次性的器具,或确保仪器彻底消毒。

(6)洁身自好,避免多个性伴侣,采取安全性行为和正确使用安全套。如知道性伴侣为病毒携带者,应该尽快接受疫苗注射。

*100.*何谓性病

国际上把凡是主要通过性行为或类似性行为引起的一组传染病统称为性传播疾病,简称“性病”(英文缩写 STD, 即 sexually transmitted diseases 的缩写)。梅毒、淋病、软下疳、性病性淋巴肉芽肿被称为“经典性病”。20 世纪 70 年代以后,性病家族从原先的 4 个成员扩大到 20 多个,增加了非淋菌性尿道炎、生殖器疱疹、尖锐湿疣、念珠菌性阴道炎、滴虫性阴道炎、细菌性阴道

炎、阴虱病、乙型肝炎及艾滋病等等。我国政府规定的法定与监测的性病有:梅毒、淋病、非淋菌性尿道(宫颈)炎、尖锐湿疣、生殖器疱疹、软下疳、性病性淋巴肉芽肿和艾滋病8种。引起性病的病原体有很多,例如细菌、病毒、真菌等,具体有梅毒螺旋体、淋球菌、衣原体、支原体、人类乳头瘤病毒、单纯疱疹病毒、杜克雷嗜血杆菌等。

感染性传播疾病的病原体后,并非总是有临床表现,相反,感染者多数并没有症状,但这种病原携带或亚临床状态仍有传染性,成为控制性病的难点。

101.性病流行情况如何

根据资料显示,近年来世界上每天约有100万人感染性病,每年产生淋病病人约6200万人,梅毒病人1200万人,其他性传播疾病病原体感染病人1.5亿人,发展中国家是性病重灾区。我国性传播疾病的发病情况有目共睹,全国性病疫情报告数据显示,1997—2003年我国累计报告性病病例720.71万例。中国性病防治技术指导中心调查结果提示,性病实际发病数是报告数的10~20倍。WHO估计,我国每年实际新发性病例数为1600万~2000万。

102.性病是如何传播的

性病主要通过以下3条途径传播。

（1）性接触传播：即通过各种性接触（阴道性交、口交、肛交等）传染。性交时一方生殖器病损中存有足够数量的病原体，另一方的皮肤黏膜有可能直接接触到病原体；性交时生殖器处于充血状况，由于摩擦形成皮肤黏膜的损伤（可以是微小的损伤），有利于病原体的进入。尤其是肛交时，直肠下端为脆弱的柱状上皮细胞，摩擦时很容易引起直肠黏膜破损，感染性病。除性交引起生殖器、肛门直肠、口腔等部位的感染外，其他与性有关的行为如亲吻、相互手淫等也可发生口唇、眼、鼻、乳房、手指等生殖器以外部位的感染，但比较少见。

（2）血液、体液途径传播：通过接受污染的血液、血制品，共用注射器、针头以及胎盘、产道等途径传染。孕妇患有梅毒时可通过胎盘感染胎儿；妊娠妇女患淋病，由于羊膜腔内感染可引起胎儿感染，分娩时新生儿通过产道可发生淋菌性眼炎；产妇临产时患有生殖器疱疹、尖锐湿疣，新生儿经产道可受感染。

（3）污染的生活用具传播：通过破损的皮肤黏膜接触污染的生活用品，如马桶圈、浴巾、被褥及共用浴盆等方式传染。但一般日常接触如握手、拥抱、进食等是不会传染性病的。

103.性病必须有过性接触才能感染上吗

不完全是的。如上所述，性病传播途径不仅仅通过性行为，有少数病人可以经过母婴、血液及污染的生活用具而感染,与性接触无关。孕妇患有梅毒或艾滋病时,可通过胎盘感染胎儿;孕妇得其他性病如淋病、尖锐湿疣,新生儿出生通过产道时,可以被传染上;性病也可能通过使用被病原体污染的血液、注射器等传染;在极少数情况下,性病可以通过破损的皮肤黏膜接触污染的生活用品,如马桶圈、浴巾、被褥等传染。但一般日常接触如握手、拥抱、一起进食等是不会传染的。

104.一次不当性行为导致性病传播的可能性多大

性交传播性病的可能性不可一概而论,既要取决于性病的种类、性别差异,又要考虑性交的方式,是否使用安全套等。各种性病有不同的性传播几率,就一般的阴道性交而言,淋病的传播几率约为 50%,衣原体感染约为 20%,软下疳约为 80%,艾滋病约为 0.1%。男女之间性传播的几率也因其泌尿生殖道的各自特点而情况不同。如淋病在一次性交中,男性病人传给健康女性的几率为 60%,而女性病人传给健康男性的几率为 30%。

对总体而言,我们可以大致说出通过性交传播性病的几率,但对个体而言,偶然一次的不洁性交导致被感染的可能性是 0 或 100%。

105.在游泳池游泳会不会得性病

游泳池的水温较低,并含有漂白粉等消毒剂,不适合淋球菌、梅毒螺旋体等性病病原体存活;另外,即使在游泳池水中含有病原体,也被大量的池水稀释,很难达到感染所需的数量。因此,一般来说通过在游泳池游泳感染性病的可能性不大。但是,使用公用浴巾、浴盆、游泳衣等有感染性病的可能。

此外,有的游泳池消毒制度不严格或根本不消毒,也可能会传染如滴虫病、淋菌性眼炎等疾病。外出游泳应到卫生条件和管理较好的游泳池去,并注意个人卫生,自带毛巾、游泳衣裤等以防止传染。

106.接吻会得性病吗

这要取决于双方是否有性病, 接吻的深浅、剧烈程度,双方口腔里有无破损等。一般性接吻(礼节性、社交性)是相对安全的,而深吻(双方有唾液交换,甚至有出血现象)则对某些可能通过体液、血液传播的性病(如梅毒、艾滋病)来说,是有一定危险性的。

107.住旅馆会传染性病吗

性病可以通过坐便器、床单、毛巾等途径传染。梅毒螺旋体在潮湿的毛巾和物品上可存活几个小时；淋球菌在潮湿的毛巾、衣物上可存活 10~24 小时,在坐便器上也可存活数小时。因此,如果坐便器、毛巾等刚刚被性病病人使用过,病人带有病原体的尿液、分泌物、经血、精液等污染了这些物品,健康人接着使用,就存在被间接传染的可能。不过,这种传染的机会毕竟很少,而且现在正规旅馆都有相应的消毒措施,因此,无需过于担心。但是如果是非正规的旅馆,消毒措施不严格,或者使用公共厕所的坐便器,则需要提高警惕,采取必要的防范措施,如用坐便器时,可事先在马桶圈上垫一张草纸,便后弃去。不使用别人用过的毛巾、浴盆等,可有效预防性病传染。

108.安全套能预防性病吗

安全套可提供一种物理屏障, 正确使用安全套可避免直接接触性伴侣的体液或血液, 有效降低性病和艾滋病传播的危险性,对预防性病起一定的作用。但不正确使用或不坚持使用安全套可使其预防效果大大降低,如发生过滑脱、破裂,或仅在射精前才戴,这些错误的方法则使其失去预防的作用。

安全套虽有保护作用,但也有一定的局限性。因为有些性病病原体可能从阴茎、阴道以外的病损部位排出,如传播梅毒的硬下疳可以长在身体的其他部位。尖锐湿疣、生殖器疱疹可以接种感染,也可以长在口腔等部位,对于这些部位的相互传播,安全套就起不到有效的预防作用。

109.性病对人体有哪些影响

性病如治疗不及时、不彻底可造成各种并发症、后遗症,如晚期梅毒可影响骨骼、神经和心血管系统,发生骨损害、梅毒性心脏病等;孕妇还可传染胎儿并造成流产、死产等;淋病、非淋菌性尿道(宫颈)炎不彻底治愈,男性可引起附睾炎、精索炎、输精管阻塞,导致不育,女性可引起盆腔炎、输卵管炎、输卵管阻塞,导致宫外孕、流产、不育等;艾滋病目前尚无彻底治愈的办法,病死率很高。此外,性病对人们心理上的创伤较大,来自家庭、社会各方面压力、歧视,使人产生较重的心理负担,影响正常的工作、生活,甚至使人丧失生活信心。

110.何谓淋病

淋病由淋病奈瑟菌(简称淋球菌)感染引起,主要表现为泌尿生殖系统的化脓性感染,也可导致眼、咽、直肠感染和播散性淋球菌感染。本病可发生于任何年龄,多发于性活跃的中青年。潜伏期短,一般为2~10天,传染性强。

男性急性淋病的早期症状:尿频、尿急、尿痛,很快出现尿道口红肿,有稀薄黏液流出,24小时后病情加重,分泌物变为脓性,且量多。少数人可有发热、全身不适、食欲不振等症状。

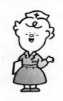

女性急性淋病症状:60%的妇女感染后无症状或症状轻微。淋菌性官颈炎的分泌物初为黏液性,后转为脓性;淋菌性尿道炎表现为尿道口红肿,有压痛及脓性分泌物,主要症状有尿频、尿急、尿痛,可有发热等。

淋病主要通过性接触传染,人是淋球菌的惟一天然宿主,淋病病人是其传染源。少数情况下也可因接触含淋球菌的分泌物或被污染的用具(如衣裤、被褥、手巾、浴盆、坐便器等)而被传染。女性(包括幼女)因其尿道和生殖道短,很易感染;新生儿经过患淋病母亲的产道时,眼部被感染可引起新生儿淋菌性眼炎;妊娠期女性病人感染可累及羊膜腔导致胎儿感染。

淋病是细菌性传染病,有特效的药物可以治疗。因此,有症状一定要到正规的医院就诊治疗。

111.何谓非淋菌性尿道炎

非淋菌性尿道炎指经性接触传染的有明显尿道炎症,但尿道分泌物中检查不到淋球菌的一组感染性疾病,因女性病人经常表现为官颈炎症和尿道炎症,所以又称为非淋菌性泌尿生殖道炎。

非淋菌性尿道炎的病原微生物是沙眼衣原体、生殖支原体和解脲支原体。

其临床表现与淋病类似但程度较轻,尿道分泌物多呈浆液性。有的男性病人晨起时会发现尿道口有少量分泌物结成的脓膜封住了尿道口("糊口现象")或内裤被污染。近半数女性无症状,仅表现为白带增多。

112.何谓尖锐湿疣

尖锐湿疣是由人类乳头瘤病毒所致,常发生在肛门及外生殖器等部位,主要通过性行为传染,也可见于间接接触性传染和母婴传播。

本病好发于性活跃的中青年。潜伏期一般为1~8个月,平均3个月。初起为单个或多个散在的淡红色小丘疹,质地柔软,顶端尖锐,后渐增多增大,大部分疣体呈乳头状、菜花状、鸡冠状及蕈样状,呈白色、粉红色或污灰色,表面易发生糜烂,有渗液,可合并出血及感染。男性多见于龟头、冠状沟、包皮系带、尿道口、阴茎部、会阴;同性恋者多见于肛门及直肠内;女性多见于大小阴唇、阴道口、阴蒂、阴道、宫颈、会阴及肛周。多数病人无明显的自觉症状,少数可有异物感、灼痛、刺痒或性交不适。

113.何谓生殖器疱疹

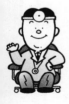

生殖器疱疹是由单纯疱疹病毒感染泌尿生殖器及肛周皮肤黏膜而引起的一种慢性、复发性、难治愈的性传播疾病。女性生殖器疱疹与子宫颈癌的发生密切相关。

生殖器疱疹病人、亚临床感染或无临床表现的排毒者及不典型生殖器疱疹病人是主要的传染源，有皮损表现者传染性强。

单纯疱疹病毒存在于皮损渗液、精液、前列腺液、宫颈及阴道分泌液中，主要通过性接触传播，其次是母婴传播和间接传播。

本病好发于15~45岁性活跃期男女。好发部位为生殖器及会阴部。男性多见于包皮、龟头、冠状沟和阴茎等处；女性多见于大小阴唇、阴阜、阴蒂、子宫等处；少见部位为肛周、腹股沟、股臀部及阴囊；男同性恋者常为肛门、直肠受累。

首次感染单纯疱疹病毒，潜伏期为2~4天。皮损为簇集或散在的小水泡，2~4天后破溃形成糜烂或溃疡，自觉疼痛，后结痂自愈。常伴腹股沟淋巴结肿痛、发热、头痛、乏力等全身症状。病程一般为2~3周。

114.生殖器疱疹为什么经常复发

疱疹病毒在感染生殖器皮肤黏膜后，常潜伏在骶神经节。潜伏感染是生殖器疱疹复发的根本原因，潜伏的病毒受一些因素影响而复活，疱疹就会复发。复发的诱因很多，比如，频繁的性交、劳累、感冒、发热、酗酒、情绪紧张、月经等等，有时找不到复发的诱因。目前普遍认为生殖器疱疹是一种复发性的终身性疾病，但并非所有病人均会复发。单纯疱疹病毒2型所致生殖器疱疹较1型更容易复发。提高自身体质，增强抗病能力是预防复发的有效方法。

115.何谓梅毒

　　梅毒是由梅毒螺旋体引起的一种慢性传染病，梅毒病人是惟一的传染源，病人的皮损、血液、精液、乳汁和唾液中均有梅毒螺旋体存在。主要通过性接触、血液传播和垂直传播（妊娠4个月后梅毒螺旋体可通过胎盘及脐静脉由母体传染给胎儿；分娩过程中新生儿通过产道时也可于头部、肩部擦伤处发生接触性感染）。本病危害性大，可侵犯全身各组织器官或通过胎盘传播引起流产、早产、死胎和胎儿先天性梅毒。

　　梅毒分为一期梅毒、二期梅毒和三期梅毒。

　　一期梅毒主要表现为硬下疳和硬化性淋巴炎，一般无全身症状。

　　硬下疳是由梅毒螺旋体在侵入部位引起的无痛性炎症反应。好发于外生殖器(90%)，男性多见于阴茎冠状沟、龟头、包皮及系带，女性多见于大小阴唇、阴唇系带、会阴及宫颈。典型的硬下疳初起为小片红斑，迅速发展为无痛性炎性丘疹，数天内丘疹扩大形成硬结，表面发生坏死形成单个直径为1~2厘米、圆形或椭圆形无痛性溃疡，境界清楚，周边水肿并隆起，基底呈肉红色，触之具有软骨样硬度，表面有浆液性分泌物，内含大量的梅毒螺旋体，传染性极强。

　　二期梅毒是一期梅毒未经治疗或治疗不彻底，梅毒螺旋体由淋巴系统进入血液循环形成菌血症播散全身，引起皮肤黏膜及全身性损害。二期梅毒表现为广泛性、对称性分布的梅毒疹和扁平湿疣，皮损内含大量的梅毒螺旋体，传染性强。

斑疹性梅毒疹表现为玫瑰色或褐红色、圆形或椭圆形斑疹，直径1~2厘米，压之褪色，皮损数目多，互不融合，好发于躯干及四肢近端。丘疹性梅毒疹表现为针帽至核桃大小、肉红色或铜红色的丘疹或结节，质地坚实，表面光滑或覆有粘着性鳞屑，好发于面、躯干和四肢屈侧。脓疱性梅毒多见于体质衰弱者，表现为潮红基底上的脓疱。表面有浅表或深在性溃疡，愈后可留瘢痕。掌跖部位梅毒疹特征性表现为绿豆至黄豆大小、铜红色、浸润性斑疹或斑丘疹，常有领圈样脱屑，互不融合。

三期梅毒是早期梅毒未经治疗或治疗不充分，经过3~4年(最早2年，最晚20年)，40%病人发生三期梅毒。主要表现为结节性梅毒疹和梅毒性树胶肿。

结节性梅毒疹好发于头面部、肩部、背部及四肢伸侧，皮损为直径0.2~1厘米，呈簇集排列的铜红色浸润性结节，迁延数年，新旧皮损可此起彼伏，呈簇集状、环状、匐行奇异状分布或融合成凹凸不平的大结节，无自觉症状；梅毒性树胶肿又称为梅毒瘤，是三期梅毒的标志，也是破坏性最强的一种皮损，好发于小腿。

116.一期梅毒治疗最有效的药物是什么,梅毒治疗后应注意什么

一期梅毒最有效的治疗药物是青霉素类药物。青霉素类药物过敏的病人可用红霉素类药物。

(1)本病应及早、足量、规则治疗,尽可能避免心血管梅毒、神经梅毒及严重并发症的发生。

(2)性伴侣同时接受治疗,治疗期间禁止性生活,避免再感染及引起他人感染。

(3)治疗后应定期随访,进行体格检查、血清学检查及影像学检查以考察疗效。一般至少坚持3年,第一年内每3个月复查1次,第二年内每半年复查1次,第三年在年末复查1次。

(4)晚期梅毒、晚期潜伏梅毒第一年内每2个月复查1次,第二年6个月复查1次,第三年复查1次。

117.什么是软下疳

软下疳是由杜克雷嗜血杆菌引起的性传播疾病,主要表现为生殖器的疼痛性溃疡,合并腹股沟淋巴结化脓性病变。潜伏期2~5天,溃疡有多个,表面有脓性分泌物,基底软,故称为"软下疳"。治疗可采用阿奇霉素、头孢曲松、红霉素等。该病在我国较少见。

118.什么是性病性淋巴肉芽肿

性病性淋巴肉芽肿是由沙眼衣原体(与引起非淋菌性尿道炎的型别不一样)所引起的一种性病。临床表现为外生殖器溃疡,腹股沟淋巴结肿大、坏死和溃疡;晚期发生外生殖器象皮肿或直肠狭窄等并发症。以热带与亚热带多见,我国少见。

119.性病能不能治好

性病有很多种,有的容易治好,有的不容易治好。通常,我们将由细菌、衣原体、支原体、螺旋体等病原体引起的性病称为可治愈的性病,如淋病、非淋菌性尿道炎、梅毒(早期梅毒)、软下疳等。这些性病使用合适的抗生素治疗,均可达到临床和病原学治愈。

我们将另外一类由病毒引起的性病称为不可治愈的性病,如生殖器疱疹、尖锐湿疣。但这里所说的"不可治愈"指的是不能达到病原学治愈,也就是不能完全清除这些病原体,但通过治疗可以达到临床治愈。目前的抗病毒药物对引起这些性病的病毒一般只能起抑制作用,尚无法彻底清除,因此感染了这些性病后,虽然可以达到临床治愈,但是病毒仍可能潜伏在人体中,这就是为什么部分病人生殖器疱疹或尖锐湿疣容易复发的缘故。

第二部分 常见和经典传染病的知识与预防

120.得了性病应注意什么

（1）及时到正规医院或性病专业防治机构诊治，要向医生提供真实的病史和病情，积极配合诊治。不要到非正规性病门诊或游医处诊治。

（2）遵嘱用药。大多数性病（如淋病、非淋菌性尿道炎、梅毒等）是可以治愈的，即使是病毒引起的性病（如生殖器疱疹和尖锐湿疣），经积极治疗，也可达到临床治愈。因此，病人自己不必过于担心和焦虑，要保持良好的情绪来克服病痛。应该遵照医生的嘱咐用药，自行停药或擅自增减药物会有不良后果。

（3）注意休息和营养。避免剧烈运动和过于疲劳。在饮食上，应禁酒，不吃辛辣食物，多饮水。

（4）做好家庭隔离。生活用品如浴巾、脸盆、浴缸、便器等分开使用，或用后消毒。特别要注意的是，患病的母亲不要与自己的孩子尤其是女孩同床睡觉，或用同一浴盆洗澡，或同用毛巾，以防止间接传染。

（5）做好个人卫生。可以用1∶8000高锰酸钾溶液或医生推荐的药液清洗阴部，对有污染的内衣裤也要消毒。

（6）性伴侣同治。要动员自己的配偶和性伴侣到医院做检查和治疗，以防止性病像打乒乓球式的来回传染。彻底治愈之前避免性接触对双方的健康是有好处的。

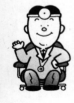

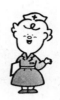

121.如何预防性病

性病的流行与社会、经济因素密切相关,因此,性病的预防要从社会与个人两方面考虑。

社会预防——加强社会主义精神文明建设和法制建设,坚决取缔卖淫嫖娼、吸毒贩毒和淫秽书刊出版物,净化社会空气,铲除滋生性病的土壤。加强健康教育,使人们对性行为有正确的认识,提倡洁身自爱,抵制社会不良风气,既不做性病的受害者,也不做性病的传播者。

个人预防——

(1)洁身自爱,不搞非婚性行为。

(2)采取安全性行为,正确使用质量可靠的安全套。

(3)平时注意个人卫生,包皮过长者可做包皮环切,预防感染。

(4)不吸毒,不与他人共用注射器、针头。

(5)尽量不输血,不注射血制品,必须使用时,要确认所用的血液及血制品已经过艾滋病等有关指标的检测。

(6)有生殖器溃疡、皮疹等可疑症状时及时到正规医院就医,做到早发现、早治疗、早治愈,不留后患。

(7)有过不洁性行为,怀疑得性病时应及时到医院检查,治疗期间最好不过性生活,要使用安全套。

(8)做好家庭内部的清洁卫生,防止对衣物等生活用品的污染,如勤晒洗被褥、病人内衣裤不要和小孩的混在一起洗,大人、小孩分床睡、分开使用浴盆,马桶圈每天擦洗等。

第二部分 常见和经典传染病的知识与预防

CHUANRANBING YUFANG XIAOSHOUCE

第三部分　新发现的重大传染病的知识与预防

122.什么是新发现的传染病

新发现的传染病是指那些造成公共卫生问题的新识别的和以往未知的传染病。新的传染病是相对以往人们所认识的"旧"的传统的传染病而言。新发现的传染病主要指近二三十年来人们发现或新认识的那些能造成地域性或国际公共卫生问题的传染病。20 世纪 80 年代以来在世界范围内发现和确认的新传染病已近 40 种。2002年底开始在局部流行,2003 年国内产生重大影响的非典(严重急性呼吸道综合征)就是其中之一。其他如艾滋病已成为人类头号杀手之一,埃搏拉出血热、疯牛病等传染病的高致死率震撼世界;2003—2004 年席卷亚洲十余个国家和地区的人感染高致病性禽流感等也是其中之一。由于人们对这些传染病普遍易感(缺乏免疫力),又缺乏足够的防御措施, 一旦发生疫情极容易成为重大的公共卫生问题。所以未雨绸缪,让群众了解这些新传染的疫情,对于预防和控制新发现传染病是非常有必要的。

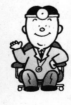

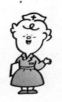

123.何谓非典，非典的病因是什么

传染性非典型肺炎(SARS)，简称非典，是由 SARS 冠状病毒(SARSCoV)引起的传染病。临床表现为：起病急，以发热为首发症状，体温一般高于 38℃，偶有畏寒；可伴有头痛、关节酸痛、肌肉酸痛、乏力、腹泻；常无上呼吸道卡他症状；可有咳嗽，多为干咳、少痰，偶有血丝痰；可有胸闷，严重者出现呼吸加速，气促，或明显呼吸窘迫。部分病人可闻少许湿啰音，或有肺实变体征。

2003 年 4 月 16 日世界卫生组织宣布，经过全球科研人员的通力合作，终于正式确认冠状病毒的一个变种是引起非典型肺炎的病原体。

124.如何诊断非典

(1)有接触史：与非典病人有密切接触史，以及发病前两周内曾到过或居住于报告有传染性非典型肺炎病人并出现继发感染病人的城市，此列为非典的流行病学诊断标准。

(2)临床表现：发热，呼吸道症状、体征。同时要注意抗菌药物治疗无明显效果。

(3)实验室资料：外周血白细胞计数一般不升高，或降低，常有淋巴细胞计数减少；胸部 X 线检查为肺部有不同程度的片状、斑片状浸润性阴影或呈网状改变，部分病人进展迅速,呈大片状阴影,常为双侧改变,阴影吸收消散较慢,肺部阴影与症状体征可不一致等。若检查结果阴性,1~2天后应予复查。

(4)病原学和血清检查:直接或间接地找到冠状病毒或病毒基因相关的抗体。

125.非典的患病人群有什么特点

在我国内地报告的非典病例中,感染者以20~49岁的青壮年为主,约占80%;在死亡病例中,老年人比例较大,60岁以上者约占40%。青壮年人群的免疫力较强,但恰恰是这一人群的感染比例高,说明一般免疫力挡不住非典的侵袭。在感染人群中,医务人员占有很高的比例,达22.3%。老年病人、慢性病患者死亡比例大,原因是他们容易出现合并症。目前,男女性别间发病没有发现差异。

126.非典的传播途径是怎样的

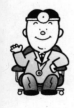

非典以近距离飞沫传播为主,也可通过手接触呼吸道分泌物,经口鼻眼传播。另有研究发现非典存在粪—口传播的可能,因为过去的冠状病毒会导致病人腹泻,而新发现的冠状病毒也会导致部分病人出现腹泻。至于是否还有性传播、蚊子叮咬等其他传播途径,目前尚不清楚。

科学家发现 SARS 病毒在室温下，在普通的物体表面能存活几个小时甚至几天，病毒在寒冷的环境下存活期会延长，也就是说在冬天病毒的存活时间会更长，这就解释了为什么没有与 SARS 病人发生面对面接触的人也会发生感染。普通清洁剂不能杀死 SARS 病毒。研究表明病毒会通过被污染的手或被污染的其他物体进行传播。病毒在环境中确实有生存的能力，但是我们不知道病毒数量达到多少时才能引起感染。到目前为止传播的主要途径是感染者打喷嚏或咳嗽时产生的飞沫。

127.非典有疫苗预防吗

　　牛痘疫苗有效地预防了天花，麻疹疫苗也能较好地预防麻疹，那么对非典是否也可以研制出有效的疫苗来预防呢？因为非典是新出现的病毒性传染病，目前还没有疫苗可用于预防。

　　疫苗的研制是一个复杂的过程，首先需要对非典病毒进行搜集、培养、灭活、提取、纯化，然后必须通过实验，验证非典疫苗的有效性，即能否促使抗体的产生，以及抗体是否具有活性等，还须考虑免疫病理方面的问题。研制成功后还要经过人体试验、临床试验等阶段，再由主管部门审批，获得生产许可证后才能正式投产，供应市场。

　　目前，我国非典疫苗还处于研制阶段，估计将来会有疫苗用于非典的预防。

128.社区与家庭预防非典应采取哪些措施

社区人群和市民个人对传染性非典型肺炎的预防措施如下。

(1)关注媒体主动获取政府发布的有关传染性非典型肺炎信息,不轻信传言,积极、理性地采取预防方法,避免乱投医、乱服药。

(2)居室经常性自然通风,保持空气新鲜。

(3)经常到户外活动,呼吸新鲜空气,增强体质。

(4)注意均衡饮食和充足的睡眠,根据天气变化增减衣服,增强机体抵抗力。

(5)保持良好的个人卫生习惯,外出归来要洗手;打喷嚏、咳嗽时用手捂住口鼻,并勤洗手。

(6)室内空调使用期间,每周清洗隔尘网;使用中央空调系统者,要定期加压送风。

(7)尽量避免到空气流通不畅、人群密集的公共场所。

(8)不到医院探视传染性非典型肺炎及其疑似病人,非去不可时,必须听从医生指导,采取防护措施。

(9)一旦发现家人或相识的人出现传染性非典型肺炎表现,应报告社区相关人员,并劝其尽早到正规医院就医,同时听从医生或疾病预防专业人员的指导,采取预防措施,防止自身患病。

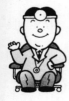

129.学校如何采取预防非典措施

(1)加强学校的环境卫生工作,积极开展健康教育,提高师生防病知识。

(2)加强学生户外活动,注意合理营养和充足的休息;注意防寒保暖,随气候变化增减衣服。

(3)学习和工作期间,要保持教室、办公室的空气新鲜,勤开门窗,尽量采用自然通风。

(4)做好空调送(排)气管道清洁保养工作,至少每周要清洁空气过滤设施一次。

(5)做好教室内物品表面日常清洁卫生工作,每日定期擦拭各种用品的表面,地面要保持清洁卫生,每天要进行冲洗和擦拭。

(6)学校食堂的餐具、用具除按常规清洗外,做好消毒工作,可采用煮沸或蒸汽消毒,并做好保洁工作。

(7)非典流行期间,校医和班主任每天要进行晨查,一旦发现师生有发热、咳嗽等症状者,要及时送到有关医院接受检查和治疗,并严格执行传染病报告制度,及时向有关部门报告。

(8)当学校发现传染性非典型肺炎病例后,应积极配合疾病控制机构,开展系统调查处理工作,并做好环境的消毒工作。

130.板蓝根预防非典有效吗

中成药板蓝根有一定的抗病毒作用，平常作为感冒的辅助治疗。在非典流行期间，一些不法商贩混淆视听，哄抬物价，一度造成不良的影响。

板蓝根不会提高人体的抵抗力，也不会使机体产生抗非典病毒的特异性抗体，自然不可能起到预防作用。俗话说，是药三分毒。平时长期服用板蓝根还会给人体带来一定的毒副作用，因此不能把板蓝根作为预防非典的药物来经常性地食用。

131.禽流感是一种什么病

禽流感是由甲型(A型)流感病毒某些亚型引起的一种急性禽类传染病，禽流感也能感染人类。感染后的症状主要表现为高热、咳嗽、流涕、肌痛等，多数伴有严重的肺炎，严重者心、肾等多种脏器衰竭导致死亡，病死率高。此病可通过呼吸道、消化道、皮肤损伤和眼结膜等多种途径传播，人员和车辆往来是传播本病的重要因素。

高致病性禽流感因其传播快、危害大，被世界动物卫生组织列为A类动物疫病，我国将其列为一类动物疫病。

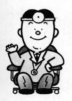

132.哪些动物可感染禽流感

许多家禽如鸡、火鸡、珍珠鸡、鹌鹑、鸭、鹅等都可感染禽流感而发病,但以鸡、火鸡、鸭和鹅多见,以火鸡和鸡最为易感,发病率和死亡率都很高;鸭和鹅等水禽的易感性较低,但可带毒或隐性感染,有时也会有大量死亡。而水禽如雏鸭、雏鹅死亡率则较高。

高致病性禽流感在禽群之间的传播主要依靠水平传播,如空气、粪便、饲料和饮水等;而垂直传播的证据很少。但通过实验表明,感染鸡的蛋中含有禽流感病毒,因此不能完全排除垂直传播的可能性。所以,不能用污染鸡群做种蛋孵化用。

133.禽类动物感染禽流感后有哪些表现

禽流感的症状依感染禽类动物的品种、并发感染程度、病毒毒力和环境因素等而有所不同,主要表现为呼吸道、消化道等异常。常见症状有,病鸡精神沉郁,饲料消耗量减少,消瘦;母鸡就巢性增强,产蛋量下降;轻度或严重的呼吸道症状,包括咳嗽、打喷嚏和大量流泪;头部和脸部水肿;严重腹泻。这些症状中的任何一种都可能单独或以不同的组合出现。有时疾病暴发很迅速,在没有明显症状时就已发现鸡死亡。

134.人感染禽流感病毒的途径有哪些

禽流感的传染源主要是鸡、鸭,特别是感染了 H5N1 病毒的鸡, 病鸡粪便中的 H5N1 禽流感毒株会在空气中传播,并被风带走。在自然条件下,存在于病禽口腔和粪便的禽流感病毒由于受到有机物的保护具有极强的抵抗力,特别是在凉爽和潮湿温和的条件下可存活很长时间,病毒在干燥尘埃中可存活 2 周,在 4℃可保存数周,在冷冻的禽肉和骨髓中可存活 10 个月之久。

人类直接接触受 H5N1 病毒感染的家禽及其粪便或直接接触 H5N1 病毒都会受到感染。感染高致病性禽流感病毒的病人是否会传染给他人,目前尚未确认。

135.吃禽肉、蛋会感染禽流感病毒吗

禽肉禽蛋煮熟煮透后, 病毒已杀死, 不可能造成传播。但关键是要煮透,如果病禽或携带病毒的禽蛋未经煮熟煮透食用,病毒很可能进入人体。病毒进入人体如果存活,是否会通过消化道传入人体各组织中、病毒在人体是如何运作的,这些机理现在还不清楚。因此,要对来自疫情暴发区的家禽采取封锁。

禽流感对于温度非常敏感, 它对低温有很强的适应力,在零下 20℃左右它可能存活几年;但在 20℃温度下,它只能存活 7 天;在 4℃的气温下, 它能够存活 30~35

天。就食品来说,经过加温的食品应该说不存在有活性的病毒,禽流感病毒在 56℃下 10 分钟就能灭活,70℃下 2 分钟就灭活。

136.穿羽绒服、盖鸭绒被会被传染吗

穿羽绒服、盖鸭绒被及使用相关制品,是肯定不会传染禽流感的。因为羽绒制品通常经过脱脂、消毒、高温等多个物理、化学环节处理,病毒存活可能性微乎其微。

137.人患禽流感后有哪些症状

人类感染禽流感病毒后,潜伏期一般为 7 天以内,早期症状与感冒症状相似,主要表现为发热、流涕、鼻塞、咳嗽、咽痛、头痛、全身不适,部分病人可有恶心、腹痛、腹泻、稀水样便等消化道症状,有些病人可见眼结膜炎,体温大多持续在 39℃以上,一些病人胸部 X 线显示单侧或双侧肺炎,少数病人伴胸腔积液。大多数病人预后良好,且不留后遗症,但少数病人特别是年龄较大、治疗过迟的病人病情会迅速发展成进行性肺炎、急性呼吸窘迫综合征、肺出血、胸腔积液、全血细胞减少、肾功能衰竭、败血症、休克等多种并发症而死亡。专家建议,病人一旦出现以上症状应该及时就医,一旦被怀疑为 H5N1 病毒感染,应马上住院隔离并报告疫情,防止病情恶化和传染扩散。

138.哪些人易感染禽流感病毒

饲养、运输、屠宰、销售禽类等四类人群为禽流感高危人群,另外,禽流感还特别容易袭击孩子、老人和体质较弱的人群。

12岁以下的儿童最容易受到感染,在禽流感疫情流行时,应特别注意保护儿童。

139.人如何预防高致病性禽流感

(1)不要去疫区旅游:旅游者应当避免去暴发禽流感的地区。因为目前仍不完全清楚病毒的真正传播途径以及是否会由禽类传给人类,或者再由人传人。

(2)不要与活禽接触:如果必须要到禽流感流行的地区,那么必须牢记:禽类粪便很可能是禽流感传播的途径之一,接触禽类后切记要用洗手液及清水彻底洗净双手;人们特别是儿童,应避免与活禽接触。

(3)重视疾病预防:平时应加强体育锻炼,多休息,避免过度疲劳;发现疫情时,应尽量避免与禽类接触;在厨房中将生熟食物分开,不吃生食物或半熟食物,尤其是不熟的动物血液制品,对鸡肉、鸡蛋等食物应彻底煮熟;保持室内空气流通,如有空调设备,应经常清洗隔尘网,尽量少去空气不流通的场所;注意个人卫生,用正确的方法洗手;打喷嚏或咳嗽时掩住口鼻;对室内家具保持清洁,

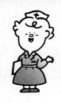

避免使用难以清理的地毯。

（4）重视高温消毒：禽流感病毒对乙醚、氯仿、丙酮等有机溶剂，高温及紫外线均很敏感。在 56℃时加热 30 分钟，60℃时加热 10 分钟，70℃时加热数分钟，阳光直射 40~48 小时以及使用常用消毒药均可杀死禽流感病毒。

140.预防禽流感有哪些困难

主要有以下三方面：

（1）禽流感多出现在农村，主要在禽类动物中。农村的疾病监测体系大多不如城市的疾病监测体系健全，而对动物健康的监测也要比对人类健康监测难得多。

（2）禽类养殖业是许多国家经济的重要组成部分，为防止禽流感蔓延而大量宰杀禽类会使这些国家蒙受巨大的损失。"无论承认与否，人们的本能反应总是要保护自己的禽类养殖业，这是我们不得不面对的现实和挑战"。这是有关专家说的话。

（3）防治非典卫生部门是主力军，这是无可争议的。但禽流感一类的动物健康问题通常由农业部门主要负责的，所以卫生部门和农业部门的沟通和协调十分重要。这个问题不仅出现在国家层面上，在世界范围内，世界卫生组织也要和联合国粮农组织及世界动物卫生组织加强协调。这不是一件容易的事。

141.国家对高致病性禽流感的预防有哪些举措

(1)已发现疫情的地区,要按照规定的程序及时、准确公布疫情,按照防疫工作要求,坚决捕杀,彻底消毒,严格隔离,强制免疫,坚决防止疫情扩散。

(2)未发现疫情的地区,要抓紧做好防疫的各项工作,同时完善疫情应急预案。要突出抓好重点地区、大型养殖场和养殖专业大户的防疫工作,加强疫情监测,采取有效措施,防止发生疫情。

(3)建立处理突发重大动物疫情的机制。加紧建立和完善疫情监测、检疫网络,加强动物防疫基础设施建设和基层防疫队伍建设。

(4)落实防疫经费,明确补偿政策。对发生高致病性禽流感地区捕杀家禽的损失,要给予合理的补偿,对家禽强制免疫的实行免费,使群众无后顾之忧。对按规定捕杀和强制免疫所需经费,由中央和地方财政分担。

(5)加强科学研究。要组织对高致病性禽流感病毒及其防治进行科技攻关,合理安排高致病性禽流感疫苗的生产和储备,积极开展高致病性禽流感防治的国际交流与合作。

(6)加强对进出口禽类及其产品的检疫工作,防止疫情传入传出。严厉打击禽类产品走私活动。加强禽类市场的管理和疫病检测工作。

(7)认真做好高致病性禽流感防治科普知识的宣传

工作，使广大群众了解高致病性禽流感传播的特点和预防知识。

（8）坚决防止高致病性禽流感对人的感染。卫生部门要把重点放在对疫区和高危人群的医学监测和预防工作方面。

142.何谓艾滋病

艾滋病(AIDS)是获得性免疫缺陷综合征,是人类免疫缺陷病毒(即HIV,通常也称艾滋病病毒)引起的致命性慢性传染病。主要侵犯和破坏机体的防御系统(辅助性淋巴细胞),使机体细胞免疫功能受损,最后并发各种严重的机会性感染和肿瘤。目前无特效疗法,病死率高,传播迅速,已成为世界性关注的热点。

一个人感染了HIV以后,病毒就开始攻击人体免疫系统,经过几年,HIV削弱了免疫系统,这个时候,人体就会得各种机会性感染如肺炎、脑膜炎、肺结核等,也会得各种肿瘤。获得性免役缺陷综合征,本身不是一种病,而是一种无法抵抗其他疾病的状态或综合症状。人不会死于艾滋病,而是会死于与艾滋病相关的各种感染和恶性肿瘤。

143.人感染 HIV 后会有哪些表现

人感染 HIV 后,初期常无明显的症状,如一次感染的病毒数量较多,则可出现类似"感冒"的症状,常不被注意,此期可持续 2~10 年;然后病人出现持续性全身淋巴结肿大综合征,除腹股沟淋巴结以外,全身其他部位的淋巴结肿大,无压痛,可伴有低热、乏力、体重减轻、慢性腹泻及各种感染;最后病人进入典型艾滋病期,出现发热、乏力、消瘦,并出现各种机会性感染、恶性肿瘤、神经系统病变等而危及生命。

144.艾滋病离我们远吗

自从 1981 年美国首例艾滋病报告以来, 目前已有 150 个以上国家发生艾滋病的流行,并且呈上升趋势。我国自 1985 年发现首例艾滋病病人以来, 到 2004 年 11 月 30 日,累计报告艾滋病感染者 95988 例,包括艾滋病病人 23555 例, 死亡 5403 例, 估计实际感染人数超过 100 万以上,艾滋病病人 20 万人,其中现存 8 万~10 万人。

我国流行情况大致可分三期。

(1)传入期:1985-1988 年,主要是海外人士及在沿海一带,国内仅浙江有 4 例报道,因输注进口Ⅷ因子而感染(通过输血制品而感染)。

(2)播散期:1989-1993 年,多在云南吸毒者之间。

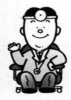

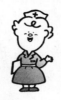

(3)快速增长期:1994年至今。初期处于"聚集性流行",即在高危人群中流行,目前正向普通人群播散。

145.何谓艾滋病的高危人群

艾滋病的高危人群是指感染HIV的机会较高的人群,包括:静脉吸毒者;性乱者,包括同性恋和异性恋;血友病或其他需要经常输血者;HIV感染者的配偶,HIV感染者的婴儿。

146.艾滋病的传染源有哪些

HIV感染者都是传染源,不论现在是否处于艾滋病期或无症状时期,都具有传染性。其中特别是无症状时期,病人与正常人无异,照常生活和工作,常不引起重视,危害性更大。HIV感染者的血液、精液、泪水、唾液、尿液、乳汁、阴道分泌物、经血等含有该病毒。病毒对外界的抵抗力不强,56℃30分钟和一般消毒剂均可灭活病毒,75%的酒精或0.1%的漂白粉溶液就可以杀死病毒。

147.艾滋病是如何传播的

艾滋病的传播途径如同乙型肝炎,通过以下三种途径传播。

(1)性接触传播。

(2)血液传播。可通过血液及其制品传播,如通过输全血、血浆、白细胞、血小板、白蛋白、免疫球蛋白、胎盘球蛋白、凝血因子等而传播;也可通过创口传播,如通过未消毒或消毒不彻底的手术器械、未消毒的牙科器械、消毒不彻底的注射器、针头、不消毒或消毒不彻底接生产包、不消毒的理发刀具及不消毒或消毒不彻底的穿耳、文身、文眉、文眼线、文唇线用的器械而传播,也可通过血液、体液污染伤口或共用刮脸刀、剃须刀、牙刷而传播。

(3)母婴传播。通过胎盘传播,分娩时产道传播,产后哺乳传播。

148.日常接触会传播艾滋病吗

一般的接触不会传染,病毒不会通过空气、皮肤或者唾液传染。但破损的皮肤、黏膜如果接触到 HIV 感染者的血液、经血、精液等就有可能感染,因为这些体液中的病毒会通过皮肤黏膜的伤口侵入。成年人感染艾滋病病毒的途径一般是通过血液和血液接触(如通过注射器具、输血和血液制品)以及性接触传染。

149.如何知道是否感染了艾滋病病毒(HIV)

艾滋病病毒感染的常规诊断方法是检测血液中抗艾滋病病毒的抗体,即 HIV 抗体,HIV 抗体阳性说明感染

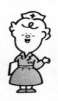

了 HIV。由于艾滋病病毒感染和艾滋病的诊断必须准确、可靠,故 HIV 抗体的检测要采用标准的血清学试验。受检者要到国家批准的艾滋病初筛实验室先作初筛试验,阳性者要再用两种试剂作重复检测,也就是复检。若复检一种或两种试剂均为阳性,再将标本送到国家批准的艾滋病确认实验室做确认试验。确认试验常用免疫印迹法。经过以上过程确认 HIV 抗体阳性方可发出报告,再经流行病学调查和检测后咨询,才能最终确定诊断。国家实施艾滋病自愿免费血液初试检测。如有不洁性行为或接受可疑输血或血液制品可到当地疾病预防控制部门联系检测事宜。

150.浙江省在艾滋病防治方面有哪些政策

《浙江省艾滋病性病防治办法》(简称《办法》)2004年正式颁布实施。该《办法》规定,浙江省凡已参加基本医疗保险的艾滋病病人及感染者, 其相关的诊疗费用将被纳入基本医疗保险的范围。

新《办法》还明确出台了相关规定保障艾滋病病人和感染者的权利。这些内容包括:任何单位和个人不得歧视艾滋病病人、感染者及其亲属,不得侵犯、剥夺其依法享有的医疗卫生服务、劳动就业、社会保障、学习和参加社会活动等权益;艾滋病病人的合法权益遭到侵害时,符合法律援助条件的, 司法行政部门应当提供法律援助等。

《办法》还充分保护艾滋病病人和感染者的个人隐私。新颁布的《办法》对艾滋病病人和感染者的权利和义务作了详细的规定,表达了政府对艾滋病病人的关爱。

艾滋病病人和感染者是社会的弱势群体,一些病人由于无力支付高昂的医疗费用而放弃了治疗。将艾滋病病人纳入基本的医疗保险范围,不仅是一项人性化的措施,对有效控制艾滋病的传播也具有积极作用。

151.如何预防艾滋病

(1)防血液传播:①不吸毒,不共用注射器;②能不用血液及其制品时尽量不用,提倡自身用血;③不到消毒得不到保证的医院、诊所去打针、拔牙、手术、针灸;④不到不消毒的理发店、美容院去理发、文身、文眉、文唇线、文眼线、穿耳、修脚;⑤不互用刮脸刀、剃须刀、牙刷;⑥防血液污染自身伤口。

(2)防性接触传播:洁身自好,取缔娼妓,禁止性乱,及时治疗其他性病,正确使用安全套。

(3)防母婴传播:HIV 感染者避免怀孕和哺乳。

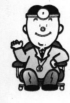

152.护理艾滋病病人时如何预防

接触病人后肥皂洗手并消毒,可用 0.2%的过氧乙酸浸泡 3 分钟;孕妇及皮肤有伤口或渗出性皮炎者避免做接触性工作,接触病人的血液、体液、分泌物、排泄物时,戴手套;病人有咳嗽,带加厚口罩,戴帽子;避免被病人的血液、体液等污染的针头刺伤或其他器械割伤,如被损伤,立即外挤血液,并用刺激性较小的含氯消毒剂浸泡消毒;血液体液污染眼睛、口腔时,立即用清水冲洗,并在受伤后的 6 周、3 个月、6 个月、12 个月监测 HIV 抗体,如受感染,一般在 6~12 周内血清抗体出现阳性。

做好消毒工作:衣被等布类物品可用煮沸或消毒剂浸泡消毒;分泌物、排泄物可用 2% 的漂白粉混合 1~2 小时;床、桌椅、地面等用消毒剂擦拭消毒;病人用物专人专用。

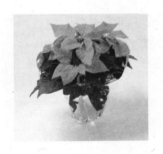

第三部分 新发现的重大传染病的知识与预防

附 录

一、杭州市下城区公共卫生事件社区综合报告网络

社区综合报告网络是根据《突发公共卫生事件应急条例》、《传染病防治法》、《食品卫生法》和《杭州市爱国卫生条例》等法律法规的精神建立的，由社区综合报病网络、社区公共卫生信息报告网络和社区爱国卫生报告网络所组成(见附图)。

社区综合报病网络是指以区疾控中心、社区卫生服务中心、社区责任医生为主线、社区公共卫生助理员、楼道及辖区单位义务监督员组成的五级报病预警系统，以区疾病预防控制机构为中心，以街道社区卫生服务中心为依托，以社区责任医生为主线，以社区公共卫生助理员为桥梁，以社区楼道(辖区单位)为基础，构建全区统一指挥、社区快速反应的应急系统，将疫情报告、疾病监测和突发公共卫生事件报告从社区卫生服务中心延伸到社区楼道，在社区中形成无所不在的触角，构成快速、准确的信息沟通平台。

社区公共卫生信息报告网络是指以区卫生监督所、责任监督员、社区公共卫生助理员、楼道及辖区单位义务监督员组成的四级卫生监督信息系统，以区卫生监督所为核心、责任监督员为主体、公共卫生助理员为哨所、社

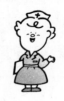

区楼道(辖区单位)义务监督员为基础,将食品和公共场所卫生、食物中毒、职业中毒、放射事件等相关公共卫生信息的收集、报告延伸到社区、楼道,为及时防范、处置公共卫生事件提供保障。

社区爱国卫生报告网络是指以区爱卫办、街道(镇)爱卫办、社区公共卫生助理员、楼道及辖区单位义务监督员组成的四级爱国卫生管理系统,以区爱卫办为核心、街道(镇)爱卫办主体、公共卫生助理员为哨所、社区楼道(辖区单位)义务监督员为基础,将收集、发现违反爱国卫生条例的行为延伸到社区、楼道。

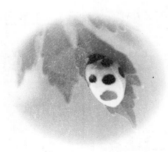

杭州市下城区公共卫生事件社区综合报告网络图

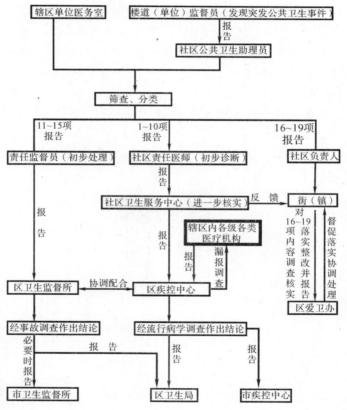

二、杭州市下城区公共卫生综合报告网各类人员职责

楼道(辖区单位)义务监督员：

1.积极向居民宣传健康教育知识和爱国卫生、突发公共卫生事件的相关法律法规。

2.注意收集居民提供的各类健康、公共卫生信息，努力扩大信息来源和渠道，及时了解发现各类公共卫生的异常情况。

3.遇到突发公共卫生事件,在半小时内向社区卫生助理员(单位负责人)报告。

4.协助做好事件当事人的留控、安抚工作。

5.做好相关的保密工作。

社区公共卫生助理员：

1.组织楼道义务监督员向居民宣传突发公共卫生事件的相关知识和有关法律法规,做到进楼入户,家喻户晓。

2.及时了解发现各类公共卫生的异常情况,主动收集居民提供的疫情报告;食品和公共场所违反相关卫生法规的可疑事件以及职业中毒、放射事件等相关公共卫生信息;违反爱国卫生条例的行为,并进行初步调查、核实、分类,努力提高信息的准确性。

3.接到楼道义务监督员报告后立即赶赴现场(白天半小时、晚上1小时),及时作出必要的处理。

4.立即将初步核实的信息,按照不同的类型分别向社区负责人和社区责任医生、责任监督员和街道(镇)爱卫办报告,根据情况填写下城区社区疾病报病表(一)或

（二）。

5.服从社区委员会的管理。

6.配合卫生部门做好事件当事人的留控、安抚等现场处理工作。

7.做好相关的保密工作。

社区责任医师：

1.负责对楼道义务监督员、公共卫生助理员进行突发公共事件报告和处理工作的业务指导。

2.接到公共卫生助理员报告后，立即赶赴现场(白天1小时、晚上2小时)，对发生事件进行初步筛查。

3.立即将初筛结果向上级社区卫生服务中心报告，并填写下城区社区疾病报病表(二)。

4.进行现场应急处理，根据相关情况对当事人采取必要的医疗措施和控制。

5.配合有关部门做好现场处理工作。

6.做好相关的保密工作。

社区责任监督员：

1.负责对楼道义务监督员、公共卫生助理员进行突发公共卫生事件报告、处理工作和爱国卫生工作的业务指导。

2.接到公共卫生助理员报告后，立即赶赴现场(白天1小时、晚上2小时)，对发生事件进行核实和处理，遇可疑食物中毒等重大公共卫生事件半小时内向区卫生监督所分管领导报告，并填写下城区社区公共卫生事件综合报告表(四)。

3.取证及时、完善,方法科学、手段合法。

4.进行现场应急处理,根据情况对单位和个人采取必要的控制措施。

5.按规定书写执法文书,手续完备。

6.履行相关法律、法规规定的保密义务。

三、杭州市下城区社区公共卫生事件报告的范围和内容

下城区公共卫生事件社区综合报告系统对社区公共卫生事件报告的范围和内容作了具体的规定。

报告范围:

(1)楼道(单位)内3人以上不明原因发热者;

(2)楼道(单位)内3人以上呕吐、腹泻者;

(3)群体性不明原因疾病;

(4)各种原因引起的死亡事件;

(5)可疑的职业中毒事件;

(6)预防接种引起的群体性病症;

(7)发生重点传染病的疑似病例;

(8)药品引起的群体性反应或死亡事件;

(9)医源性感染暴发;

(10)传染病暴发或多例死亡;

(11)农药、鼠药或其他有毒有害化学品、生物毒素等引起的集体性急性中毒事件;

(12)饮用水污染(包括屋顶水箱未按规定定期清洗)、大宗食品污染和放射性、有毒有害化学性物质丢失、泄漏

等事件;

(13)出售不洁、过期食品行为;

(14)可疑食物中毒事件;

(15)食品、公共场所违反相关卫生法规的可疑事件;

(16)出现老鼠、苍蝇、蚊子、蟑螂等病媒生物明显超过密度控制标准的情况;

(17)出现环境卫生严重不洁的情况;

(18)发现建筑工地未按规定围护作业的情况;

(19)发现社区、单位卫生设施缺乏或破损的情况;

(20)区政府和卫生部门规定的其他工作。

报告内容:

(1)楼道(单位)义务监督员及公共卫生助理员主要报告事件名称、发生时间、地点、主要情况(症状)、发病或死亡人数及年龄、性别和职业,报告人员及通讯方式(卫生部门另有规定的除外)。

(2)社区责任医师、社区卫生服务中心主要报告事件名称、发生时间、地点、主要症状、发病人数及年龄、性别和职业,死亡人数及年龄、性别和职业,报告人员及通讯方式,以及事件的性质、范围、严重程度、发生原因、已采取的处理措施等;责任监督员主要报告事件名称、发生时间、地点、主要情况、人数及年龄、性别和职业、已采取的措施等。

(3)街道(镇)爱卫办主要报告出现老鼠、苍蝇、蚊子、蟑螂等病媒生物明显超过密度控制标准、环境卫生严重不洁、建筑工地未按规定围护作业、社区(单位)卫生设施缺乏或破损等情况及其严重程度、发生原因、已采取的措施等。

(4)区疾控中心、区卫生监督所报告内容除上述之外还得报告整个事件的现状、发展趋势以及处理的措施等。

四、杭州市下城区社区公共卫生事件报告的时限和方式

下城区公共卫生事件社区综合报病系统对社区公共卫生事件的报告时限和方式作了以下具体的规定：

(1)楼道(单位)义务监督员发现上述20项报告范围内的任何一项立即报告社区公共卫生助理员，经社区公共卫生助理员核实、筛查、分类后(白天1小时、晚上2小时)分别报社区负责人和社区责任医生，其中第11、12、13、14、15项内容报告社区负责人和责任监督员，16、17、18、19项内容报社区负责人 (卫生部门另有规定的除外)。

(2)设医务室的企事业单位发现上述前20项报告范围内的任何一项(白天1小时、晚上2小时)报告社区卫生服务中心，其中第11、12、13、14、15项内容报告责任监督员，16、17、18、19项内容报街道(镇)爱卫办(卫生部门另有规定的除外)。

(3)社区责任医生接到报告后，白天1小时、晚上2小时赶到现场，进行初步诊断和应急处理，并于半小时内报告社区卫生服务中心值班领导；责任监督员接到报告后，白天1小时、晚上2小时赶到现场进行检查和处理，

遇食物中毒等重大公共卫生事件半小时内报告区卫生监督所分管领导。

(4)社区卫生服务中心接到报告后,立即派出专业人员在规定时间内(白天1小时、晚上2小时)赶到事发地点,经过必要的检查、做出明确诊断后,立即报告区疾控中心。

(5)区疾控中心、区卫生监督所接到报告后,在规定时间内(白天1小时、晚上2小时)派专业人员赶到现场,进一步核实后,立即进行流行病学和食物中毒等事故调查,采取必要的控制措施。区疾控中心、区卫生监督所经筛查后,按有关规定将相关内容于2小时内向区卫生局和市疾控中心、市卫生监督所报告。

(6)街道(镇)爱卫办在接到16、17、18、19项内容的报告后,最迟于次日前到现场进行调查核实,并采取措施,消除"四害"孳生场所,督促有关责任人及时纠正违反爱国卫生条例的行为,落实卫生设施,做好整改工作,同时将有关情况及调查处理结果于当日报区爱卫办。区爱卫办接到报告后在2个工作日内到现场进行调查核实,对尚未落实整改的问题,协调有关部门,督促责任人落实整改。

报告方式:

(1)事件发生地的社区(单位)为基本报告单位,社区和不设医务室的单位发现报告范围内的事件(第1~10项),以电话形式向社区责任医生报告(报告内容同上),并填写下城区社区公共卫生事件综合报告表(一);发现上述第11~15项事件,以电话形式向责任监督员报告;

第 16~19 项事件,以电话形式向街道(镇)爱卫办报告,并填写下城区社区公共卫生事件综合报告表 (二)(卫生部门另有规定的除外)。

(2)责任医生按报告内容以电话形式向社区卫生服务中心分管领导报告并填写下城区社区公共卫生事件综合报告表(三),设医务室的单位发现报告范围内的事件(第 1~10 项),以电话形式向社区卫生服务中心报告并填写下城区社区公共卫生事件综合报告表(三),对其中第 11~15 项事件以电话形式报告责任监督员、第 16~19 项事件报告街道(镇)爱卫办,并填写下城区社区公共卫生事件综合报告表(二)(卫生部另有规定的除外)。

(3)社区卫生服务中心接到责任医师报告后,必须对报告内容进一步核实,并以 E-mail 形式报告区疾控中心;责任监督员接到报告后必须对报告内容进一步核实,发现可疑食物中毒事件立即以电话形式报告区卫生监督所分管领导,并填写下城区社区公共卫生事件综合报告表(四)。

(4)区疾病预防控制中心使用《国家救灾防病与突发公共卫生事件报告管理信息系统》向区卫生局和市疾控中心报告;区卫生监督所及时填写《重、特大事件报告表》,以传真形式向区卫生局报告,必要时向市卫生监督所报告。

(5)街道(镇)爱卫办接到报告后,必须对报告内容进一步核实,对情况属实的,通过《下城区爱国卫生管理系统》信息网络报区爱卫办。

五、杭州市下城区社区公共卫生事件报告的工作要求

经过一年多的实践体会，下城区公共卫生事件报告系统认为，符合要求的公共卫生事件报告是最早发现和应对突发公共卫生事件的基础。为此要求：

(1)区爱卫办、区疾控中心、区卫生监督所要认真对各级基层报告人员进行逐级培训，提高报告人员的业务水平和政治思想水平；区疾控中心要加强对社区卫生服务中心的指导，严格按法律、法规规范报告程序和内容。

(2)社区卫生服务中心要加强对医务人员的管理，加强对义务监督员和公共卫生助理员的指导。

(3)义务监督员要认真收集突发事件发生情况及相关信息，要做到"社区不漏楼道、楼道不漏户、户不漏人"，并及时向社区公共卫生助理员报告，社区公共卫生助理员接到报告后应对报告内容、疫情及各类信息进行初步筛查、核实后报社区负责人签字，并报社区责任医生和责任监督员；街道(镇)爱卫办、社区卫生服务中心向区爱卫办、区疾控中心报告的疫情和信息须经分管领导签字；区疾控中心、卫生监督所上报的内容须经中心和所领导签字。

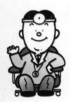

图书在版编目（CIP）数据

传染病预防小手册／傅家康主编. —杭州：浙江大学出版社,2005.8（2012.5 重印）

ISBN 978-7-308-04216-1

Ⅰ.传… Ⅱ.傅… Ⅲ.传染病防治－手册 Ⅳ.R183－62

中国版本图书馆 CIP 数据核字（2005）第 047175 号

传染病预防小手册（第二版）

傅家康　主编

责任编辑		严少洁
封面、版式设计		刘依群
出版发行		浙江大学出版社
		（杭州市天目山路 148 号　邮政编码 310007）
		（网址：http://www.zjupress.com）
排　　版		杭州中大图文设计有限公司
印　　刷		杭州杭新印务有限公司
开　　本		787mm×1092mm　1/32
印　　张		4.25
字　　数		85 千
版 印 次		2012 年 5 月第 2 版　2012 年 5 月第 3 次印刷
书　　号		ISBN 978-7-308-04216-1
定　　价		15.00 元